I0706420

MIRA LA ETIQUETA

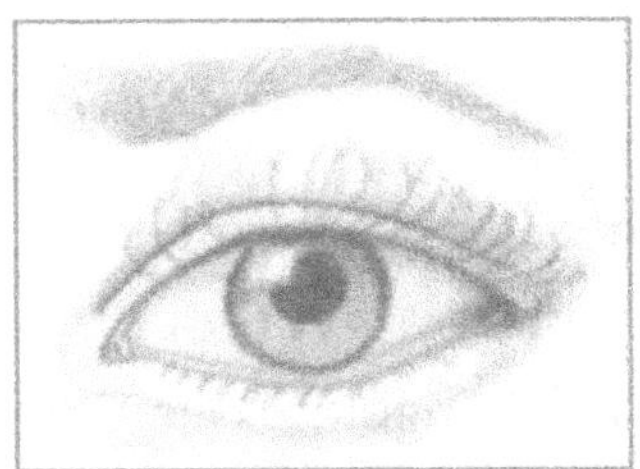

Daniel Martín Vertedor

AUTOR: Daniel Martín Vertedor
DISEÑO PORTADA: Víctor Navarrete Llinás
ILUSTRACIONES: Daniel Martín Vertedor
REVISIÓN TECNICA: María Ángeles Villanueva Rebollo
CORRECCIÓN DE ESTILOS: Marta García Serrano y José Manuel López Caballero
Copyright © 2020 Daniel Martín Vertedor

ISBN: 9798645951498
Depósito legal: BA-000300-2020

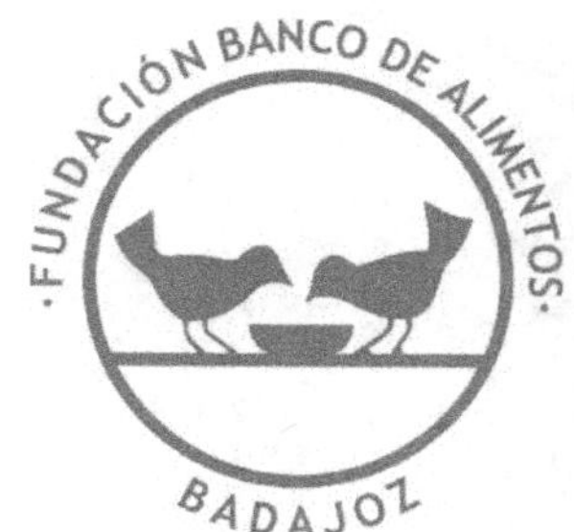

Una parte de las regalías obtenidas por la venta de este libro serán donadas a la 'Fundación Banco de Alimentos de Badajoz'

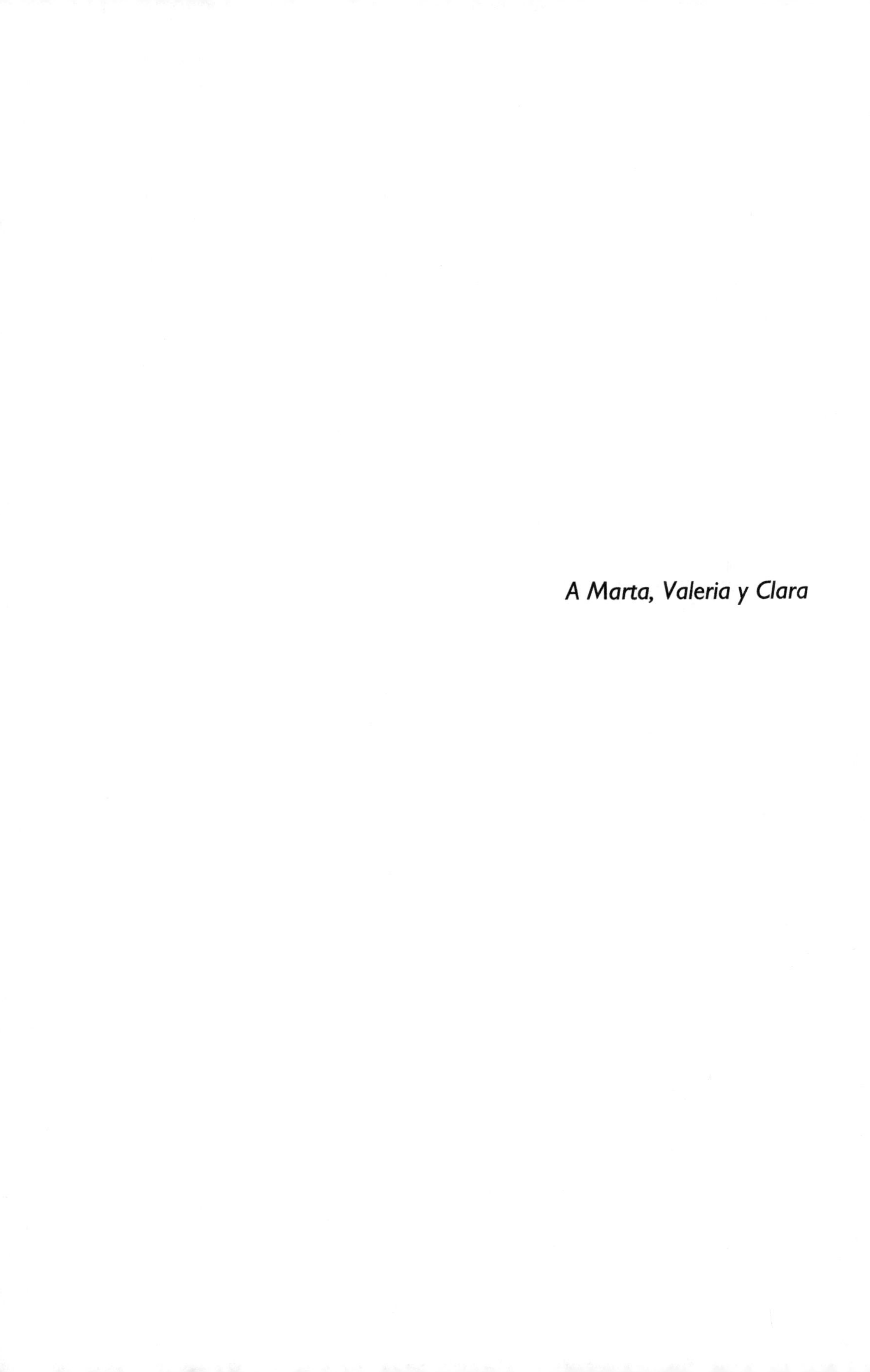

A Marta, Valeria y Clara

'Que tu alimento sea tu medicina
y tu medicina sea tu alimento'

Hipócrates

Índice

Prólogo

¿Eres una de esas personas que cuando están en el supermercado activan un cronómetro en su cerebro y efectúan la compra como si fueran concursantes de un programa de televisión? Bueno, todos hemos hecho la compra así más de una vez. Sobre todo cuando andamos bajo presión y tenemos que estar una hora después recogiendo a los niños en el colegio, o trabajando, o simplemente nos aburre esa rutina y queremos terminarla cuanto antes. Yo era uno de esos, no es que no me interesara comer saludablemente, pero daba muchas cosas por hecho. Por ejemplo, si la marca del producto era conocida, me aportaba más seguridad decantarme por ese producto que por otro de firma desconocida para mí. Otras veces me he dejado llevar por el aspecto del alimento, incluso por el precio. En una ocasión, unos amigos me invitaron a cenar a su casa. Debido a que uno de mis anfitriones era diabético, me propuse comprar un postre sin azúcar, un helado, si mal no recuerdo. Yo esperaba encontrar un producto en una caja, donde bajo la marca y el sabor leyera inmediatamente la mención «Sin azúcar». Sin embargo, no fue así. Cuando encontré lo que buscaba, en el envoltorio no decía «Sin azúcares», sino «Sin azúcares añadidos». De repente, me quedé bloqueado. Busqué otro producto similar con la mención que esperaba, sin embargo, desafortunadamente no hay mucho donde elegir en esta gama. Así que seguí mirando la frase durante unos segundos, sin digerirla, como si mi mente no la tolerara. ¿Significaba eso que el alimento era apto para personas diabéticas? ¿O tal vez no lo era? ¿Cómo podía saber yo qué azúcares no añadidos tenía el producto? Sinceramente, me sobraba la palabra 'añadidos' me hacía sentir incómodo, era un sí pero no. Decidí tragar saliva y leer la letra pequeña, como en todo en la vida. Y fue ahí cuando me di cuenta de que interpretar lo que había dentro de aquel rectángulo lleno de símbolos y palabras técnicas, por no hablar de las cantidades en gramos, que a priori no me hacían salir de dudas, no era precisamente algo sencillo.

La etiqueta de los productos es como un lenguaje, un canal de comunicación entre las industrias de alimentos y nosotros, los consumidores. Saber interpretarlas es algo complejo, no sólo por su diversidad, sino también por el entramado legislativo que contienen, tan amplio, en continua evolución y en general difícil de interpretar por los consumidores.

Continuamente, las empresas utilizan las etiquetas para lanzar gran cantidad de mensajes publicitarios y menciones o frases impresas para poner en valor las propiedades nutricionales y saludables de sus productos. Pero, ¿hay evidencias científicas que avalen la presencia de propiedades beneficiosas para la salud mencionadas en la etiqueta? O por el contrario, ¿es solamente una estrategia de marketing para que nos decantemos por ese producto?

Estas declaraciones en realidad nos aclaran poco, dejando preguntas en el aire como: ¿qué cantidad máxima de azúcar ha de tener un producto para que se considere «*Sin azúcares*»?, ¿qué significa que un alimento es «*Fuente de fibra*» o «*Fuente de proteínas*»? En algunos yogures bebidos leemos frases como «*Ayuda a las defensas*» que hacen referencia a beneficios concretos en la salud. ¿A qué se refieren exactamente con esto? Esta información y otras más se detallarán a lo largo de los capítulos de este libro.

Cada vez estamos más mentalizados para consumir alimentos no procesados, como frutas, hortalizas, carne, pescado o huevos frescos. Es por ello que los grandes almacenes alimentarios disponen de espacios dedicados a la venta de estos productos. Sin embargo, son muchos los interrogantes que nos planteamos cuando nos disponemos incluirlos en nuestra cesta.

En ocasiones compramos determinadas frutas y hortalizas que no están maduras, pensando que lo harán en nuestros hogares. Sin embargo, una vez en casa, estas nunca llegarán a madurar. Es el caso de los limones o las fresas, que una vez recolectadas del árbol no continúan su maduración. Otro aspecto que nos preocupa a los consumidores es el origen de los alimentos. No es igual comprar productos frescos «*Origen: España*» que de otro país de la Unión Europea o de fuera de ella, como China o Estados Unidos. El viaje que hacen estos alimentos varía en unos miles de kilómetros. Un dato sobre la carne o pescado que nos debe importar es si ha sido descongelado antes de salir a la venta, o por el contrario, es un producto fresco. Cuando adquiramos huevos, será interesante fijarnos, por ejemplo, en el tipo de alimentación de la gallina, que va a influir significativamente en su calidad. Entonces, ¿cómo podemos diferenciar este aspecto? Es más,

¿son huevos procedentes de gallinas criadas en jaulas, en el suelo de las naves o en el propio campo?

En los últimos años se ha reforzado el consumo de leche y otros productos lácteos, como quesos, yogures o mantequillas. ¿Cuánta grasa aporta un vaso de «*Leche entera*», «*Semidesnatada*» o «*Desnatada*»? ¿Y un «*Queso curado*»? ¿Qué queso ha madurado durante más tiempo, un «*Queso viejo*» o uno «*Añejo*»? ¿Sabes qué cantidad de azúcar lleva un «*Yogur natural azucarado*»? Y ¿qué tipo de edulcorantes son los que normalmente le añaden a un «*Yogur edulcorado*»? Otro de los productos lácteos que son consumidos con cierta frecuencia son las mantequillas y margarinas. ¿Qué opción de las dos es más saludable?

Si eres uno de esos consumidores que aprecia el sabor de la miel y la tomas habitualmente, debes asegurarte de que lo que adquieres en los supermercados es realmente miel. ¿Cómo podemos identificar una miel de calidad? No es difícil confundir la miel con derivados de la misma que no provienen de secreciones del néctar de las abejas. Es el caso de la miel de caña y palma que, a pesar de las buenas características gustativas que aportan, provienen del procesamiento de la caña de azúcar y de la savia de la palmera.

Las industrias del aceite y de la aceituna de mesa han sido objeto de un gran avance tecnológico en los últimos años. Las etiquetas cada vez contienen más información, no sólo sobre las categorías, país de origen, tipo de elaboración, propiedades nutricionales, etc., sino también sobre las propiedades saludables, características organolépticas y fisicoquímicas de calidad, sobre todo en los productos de la máxima categoría comercial, que en el caso del aceite es el «*Aceite de oliva virgen extra*», que han permitido una mejora sustancial de la presencia de estos productos en los mercados. Por cierto, ¿sabías que las aceitunas -como los encurtidos vegetales- suelen ser sometidos a un proceso de pasteurización térmica para que el alimento dure más tiempo en los lineales?, entonces ¿estos alimentos no contienen aditivos alimentarios para conservarlos, o no los necesitan?

Los cereales son ingredientes fundamentales para la elaboración tanto de pan como de pastas alimentarias. Estas son imprescindibles en la gastronomía mediterránea y son elaboradas principalmente con una mezcla de harina y agua. ¿Sabes cuál es la composición química de estos alimentos? ¿Cómo se distinguen los distintos tipos en los lineales? A partir de ahora sabrás diferenciarlos con buen criterio para escoger uno u otro.

Es un hecho consumado que todos los jamones, paletas, lomos y embutidos cárnicos de los supermercados no son iguales, pero realmente, ¿qué diferencia existe entre estos productos procedentes de un cerdo blanco o de uno ibérico? Si el color que veo en el precinto del jamón o paleta es negro, ¿qué tipo de jamón estoy comprando?

Con respecto a los vinos, ¿qué muestran sus etiquetas? En el supermercado nos encontramos con una marea de botellas que nos dificulta la elección del producto. Esta gran gama nos hace difícil optar por uno en concreto, a lo que se le suma el hecho de que las etiquetas no ayudan mucho al consumidor debido a que las descripciones no resultan familiares.

Del mismo modo, los vinagres han evolucionado hasta crearse nuevas denominaciones de distintos sabores al clásico «*Vinagre de vino*». ¿Qué sabes sobre el proceso de elaboración de un «*Vinagre balsámico*»? ¿Sabías que son alimentos con gran cantidad de azúcar? La acidez es una de las características mencionadas en la etiqueta del vinagre. ¿Es la acidez en el vinagre una característica positiva?

La cerveza, al igual que el vino, vinagre o aceituna de mesa, es un producto en el que los microorganismos juegan un papel fundamental durante su elaboración. Muchas empresas productoras mantienen el secreto industrial de los ingredientes utilizados para su elaboración, entonces, ¿qué ingredientes nos muestran en sus etiquetas? Y sobre todo ¿aparecen aquellos que ocasionan alergias alimentarias?

¿Te gusta consumir agua embotellada? Existen también distintas categorías en las mismas pero ¿sabes cuál es la que más se comercializa? ¿Qué significa la mención de que el «*Agua es de mineralización débil*»? ¿En qué se diferencia un «*Zumo de fruta*» de un «*Néctar de frutas*»? ¿Prefieres estos a las «*Bebidas refrescantes*»? Además, ¿sabías que los refrescos están constituidos mayoritariamente por agua a la que le adicionan otros ingredientes para aportar sabor, color y aromas?

Para los más golosos, y los que optan por las patatas fritas tipo '*crisps*', los supermercados ofertan tentadores productos. ¿Cómo podemos averiguar el contenido en grasas o azúcares que contienen? A lo largo de la lectura de este libro, aprenderás a seleccionar aquellos productos del mercado más acordes a tus necesidades.

Hay que destacar que en los envases también existen una serie de símbolos, que no son jeroglíficos del antiguo Egipto, sino mensajes que nos ofrecen información muy variada en cuanto al tipo de material utilizado o al lugar donde depositarlos para su correcto reciclaje.

Por lo tanto, el objetivo de este libro es ayudarte a descubrir todas las respuestas a las preguntas que te sueles hacer mientras llenas el carro en el supermercado. Es importante que los consumidores dispongamos de una educación nutritiva adecuada y sepamos discernir la información que nos proporcionan cuando ésta no sea transparente en su totalidad. De este modo, podremos hacer una compra mucho más saludable.

Consejos para comprar en el supermercado

Fernanda ha sacado los ingredientes para hacer el puchero que tanto le gusta a su marido. Mientras troceaba la cebolla en la encimera de piedra de su vieja cocina de pueblo, se ha dado cuenta de que le faltaban pimientos, imprescindibles para su rico sofrito. Se viste y mete un par de bolsas en su carro, irá a la verdulería y de paso pasará un momento por la charcutería para comprar una cuña de queso y un hueso de jamón para la sopa de la noche. Quizás debería comprar también huevos pero aún le quedan dos. Será una compra rápida, todas las tiendas están en la misma calle, a la vuelta de la esquina. No necesita hacer la lista de la compra...

Es viernes por la tarde. Hace una semana que Antonio y Julia no van al supermercado y se percibe al abrir la nevera. Toca hacer la lista de la compra. Julia trabaja mañana y tarde, y Antonio además del trabajo tiene que estar con los niños en su tiempo libre. Ninguno de los dos podrá improvisar una compra rápida durante la semana. En un par de horas regresarán con un montón de bolsas llenas hasta arriba y ciento cincuenta euros menos en la cartera. Pero aun así ¿tendrán la semana cubierta? ¿Habrán sabido escoger los productos más saludables? Seguro que han comprado congelados. ¿En qué estado han llegado a su congelador? Han tardado dos horas, pero ¿la podrían haber realizado en menos tiempo?

Una de las tareas que los consumidores estamos obligados a hacer con regularidad es ir a hacer la compra. Sin embargo, esto puede ser complicado en ciertas ocasiones ya que en los lineales nos encontramos con una gran variedad, marcas y categorías de alimentos que hace dudar al consumidor sobre la elección más correcta.

Los consumidores tratamos de realizar la compra de acuerdo a las preferencias personales de cada familia. Sin embargo, aspectos como los precios, ofertas, marca, publicidad o promociones, son ítems que nos hacen dirigir nuestras compras. Saber entender las etiquetas de los alimentos va a facilitar al consumidor dirigir su alimentación hacia un modelo mucho más saludable.

A todo esto se le unen las circunstancias que nos rodean a cada uno cuando toca hacer la compra. Siempre vamos con prisas a todos lados, lo que nos quita tiempo para pararnos a leer el contenido de las etiquetas. Por otro lado, cuando estamos en el supermercado, nos encontramos los pasillos llenos de productos alimenticios, largas colas para pesar las frutas y hortalizas, comprar carne, pescado o embutidos, interminables filas para pagar, a parte de la falta de interés y desmotivación que en ocasiones mostramos por el etiquetado provocado por la dificultad en la comprensión del mismo. Por no hablar del tamaño de la letra en las etiquetas de los alimentos, que es excesivamente pequeño. En este sentido, un truco muy práctico para leer bien la etiqueta es hacerle una foto con el móvil que después podemos ampliar para leerla con más comodidad.

Cada vez más, optamos por hacer la compra online ya que resulta más cómodo que ir al supermercado. Sin embargo, al comprar por internet alimentos envasados no tenemos a nuestro alcance los envases, y por lo tanto, las etiquetas no son fácilmente accesibles a pesar de que las grandes superficies incluyen en sus webs fotografías y añaden información adicional del etiquetado en forma de textos explicativos de los ingredientes que contienen los productos, como información nutricional, alérgenos e información complementaria. Pero el problema más común al comprar de este modo es que no vemos la caducidad de los productos que elegimos.

Así que antes de adentrarnos en las grandes superficies para hacer la compra, es necesario seguir una serie de consejos. Mensualmente gastamos una cantidad presupuestaria considerable en los supermercados. Para lograr un ahorro en la compra es básico planificarla bien. Esto se consigue haciendo una buena programación o previsión de los alimentos que se pretenden comprar elaborando eficazmente la famosa 'lista de la compra'. De este modo también vamos a economizar tiempo durante la compra y vamos a evitar adquirir aquellos ítems que en realidad no necesitamos. Una manera de confeccionar la lista es planificando las comidas que pretendemos elaborar durante los días de la semana. *A priori* puede parecer complicado ya que hay que planificar dos comidas diarias y una semana tiene siete días, eligiendo siempre menús sanos y equilibrados. Además, miraremos qué alimentos básicos en nuestro consumo habitual (arroz, huevos, sal, leche, etc.), se han agotado en nuestra despensa.

Una buena organización del espacio estimado para el almacenaje de los productos en la cocina es fundamental, y no sólo eso, para ello deberíamos revisar y organizar bien la despensa haciendo un pequeño inventario de los productos alimentarios, intentando ordenarlos por grupos de alimentos, como conservas, pasta, aceite, etc. destinando un lugar fijo para ellos en tu despensa. Revisa previamente la fecha de caducidad de los mismos colocando los alimentos que vayan a caducar antes en la primera línea en la despensa y dejando atrás aquellos cuya vida útil sea más larga.

Otra aspecto clave, aunque no siempre podremos llevarlo a cabo, es el hecho de realizar la compra en horas en las que el supermercado no esté masificado, de esta manera evitaremos hacer largas colas y, por tanto, no caeremos en la compra por impulso, adquiriendo esos productos que se localizan cerca de las cajas con el fin de que los añadamos al carro mientras esperamos nuestro turno, como chicles, pilas, gominolas, revistas, etc. Por tanto, yendo a horas que no sean puntas, podremos dedicar más tiempo a la lectura de las etiquetas, a comparar los precios de los alimentos de la misma categoría, y por supuesto, leer bien las ofertas que están en promoción.

No menos importante es recordar coger bolsas para el almacenaje de los alimentos que compremos antes de salir de casa, así además de ahorrarnos unos céntimos en bolsas de plástico, ayudaremos a la conservación de la naturaleza ya que el plástico, como sabemos, es altamente contaminante y debemos reutilizarlo todas las veces posibles para evitar en lo posible su fabricación. Poco a poco debemos acostumbrarnos a vivir sin plástico, además hoy en día existen varias alternativas como bolsas de tela o de rafia que son muy cómodas para hacer la compra ya que son muy resistentes y de larga durabilidad. Incluso hay consumidores que están retomando los viejos carritos de la compra que son realmente cómodos, prácticos y de fácil transporte, permitiéndonos organizar bien los alimentos, si colocamos al fondo los productos más pesados como la leche o el agua, y encima los productos más delicados como las frutas, hortalizas o el pan.

No olvides llevarte también bolsas isotérmicas para meter los congelados y/o refrigerados perecederos sobre todo en épocas en las que las temperaturas son elevadas como en primavera o verano. Recuerda que en el interior de estas bolsas es aconsejable meter una fuente de frío o hielo para acondicionar el medio que actuará de barrera térmica y, por tanto, al introducir los alimentos en estas bolsas isotérmicas los aislaremos de las condiciones externas. De este modo evitaremos romper la 'cadena de frío', que consiste en asegurar que los alimentos, durante su procesamiento y transporte, mantengan la temperatura requerida para su perfecta conservación sin sufrir ninguna alteración hasta llegar a nuestro congelador. Si un alimento congelado está en contacto con temperaturas suaves en el exterior, se produce una descongelación lo que provoca pérdidas de nutrientes y que el alimento comience a deteriorarse, con el riesgo de la aparición de microorganismos que pudieran afectar nuestra salud. Así, una vez se rompa la 'cadena de frío', ya no hay vuelta atrás, y aunque volvamos a congelarlo, las características del mismo han podido cambiar. De hecho, cuando abrimos un alimento congelado en el que no se ha respetado la 'cadena de frío', se observa formación de escarcha en la superficie del mismo, los alimentos se encuentran apelmazados en bloques macizos e incluso se observa líquido o agua del alimento congelado en el envase.

Cuando estemos realizando la compra, y para evitar romper la 'cadena de frío', es aconsejable seleccionar en primer lugar aquellos alimentos que no requieran refrigeración. Posteriormente, tendríamos que seleccionar los alimentos refrigerados y, en último lugar, tendríamos que optar por los productos congelados. Es bueno evitar entretenerse y darse prisa en regresar a casa para introducirlos nuevamente en la nevera o en el congelador de nuestros hogares, según proceda. Al optar por el alimento refrigerado o congelado, es conveniente escoger el que está más al fondo de la cámara frigorífica para asegurarnos que está perfectamente congelado o refrigerado, evitando aquellos productos que se encuentren en la superficie de las cámaras, que están más expuestos a las temperaturas exteriores. En el caso de olvidar la bolsa isotérmica en casa, lo mejor es reunir todos los alimentos fríos en una misma bolsa en lugar de repartirlos con el objeto de mantenerlos fríos el mayor tiempo posible.

Resumiendo lo anteriormente dicho, debemos leer bien las etiquetas que aparecen en los envases para asegurar una correcta selección de compra. Para ello, en el siguiente capítulo se explica en qué aspectos de las etiquetas nos debemos fijar cuando realicemos la compra.

¿Qué encontramos en la etiqueta de un alimento?

Tienen la letra demasiado pequeña, no entendemos algunos de sus símbolos, utilizan palabras científicas o técnicas para mencionar los ingredientes, nos indican cifras que no sabemos interpretar... ¿Es tan necesario leer las etiquetas de los productos que comemos? Por supuesto no es obligatorio leer la información de todo lo que compramos, pero es interesante hacerlo si queremos cuidar nuestra salud con la alimentación. No pasa nada por tomar de vez en cuando ciertos productos con añadidos químicos o con exceso en grasas o en azúcares, tampoco ocurrirá nada por tomar muy de vez en cuando algo que contenga aceite de palma o sea alto en sodio, pero debemos conocer qué alimentos podemos tomar con tranquilidad aunque lo hagamos con frecuencia. Por ello vamos a conocer un poco más las etiquetas.

En este capítulo vamos a ir descifrando el código de las etiquetas que aparecen en los productos alimentarios para facilitar a los consumidores la realización de una compra acorde a sus necesidades reales. Adquirir estos conocimientos nos asegura diseñar una alimentación más saludable, cuidándonos de asumir riesgos relacionados con la salud, ya que sabremos interpretar las fechas de consumo preferente y caducidad, también aprenderemos cómo se conservan los alimentos, incluso identificaremos los alérgenos presentes, necesario en caso de tener alguna alergia y/o intolerancia alimentaria, y finalmente aplicaremos la lógica en cuanto a la economía familiar, buscando aquellos productos alimentarios con una buena relación calidad/precio/cantidad, aspecto que se consigue conociendo muy bien las etiquetas para así poder comparar unos alimentos con otros de la misma categoría.

De forma general, para poder seleccionar un alimento en un supermercado, existen una serie de datos en el frente y dorso del envase de la etiqueta del producto. Para el caso de la leche, yogures, cereales, aceitunas, etc., existe una información impresa en la etiqueta que es de carácter obligatorio. Por otro lado, en los lineales de los supermercados tenemos alimentos que no están envasados, como por ejemplo las frutas y hortalizas que se comercializan al peso o a granel y en cuya sección aparecen unos rótulos o carteles con información relevante para el consumidor, y que más adelante pasaremos a describir.

En primer lugar, cuando tenemos un producto alimentario envasado en nuestras manos, en el frente de la etiqueta hallaremos el nombre o denominación del alimento, que corresponde con el nombre del producto que estamos comprando. En el ejemplo de la *Figura 1*, observamos que la denominación de este producto es *«Tomate frito»*. Con tan sólo leer esta descripción el consumidor reconoce rápidamente de qué alimento se trata. Otras denominaciones de otros productos alimentarios son *«Ensalada primavera supercongelada»*, *«Medallones de carne vacuna»* o también *«Néctar de naranja»*. Destacar que también se puede indicar junto con la denominación del alimento, el estado físico en el que está: polvo, congelado, ahumado, fresco, etc. como por ejemplo *«Atún ahumado»*.

En la etiqueta del ejemplo, observamos que se destaca justo debajo de la denominación del alimento el ingrediente *«Aceite de oliva virgen extra»*, y un poco más abajo está impresa la frase *«Bajo en sal»*. Esto es debido a que el industrial quiere poner en valor este producto con esta información reflejada en el frontal de la etiqueta para conseguir atraer la atención del consumidor. No obstante, para conocer el contenido en aceite y sal del alimento, habría que fijarse en la lista de ingredientes y en la información nutricional del alimento, aunque este tema se desarrollará en epígrafes posteriores.

En algunos alimentos, como la leche o carnes de vacunos, podremos ver la mención del país de origen o lugar de procedencia del alimento. Esto es un aspecto muy importante a la hora de realizar la compra, ya que normalmente el consumidor tiene preferencia en adquirir productos del país. Ver en la etiqueta *«Origen: España»*, como observamos en el ejemplo, da confianza respecto a la calidad del producto que se compra. En otras ocasiones descubriremos que un producto alimentario es elaborado en un país de la Unión Europea (UE), pero el ingrediente primario es obtenido en un país distinto de la UE. En tal caso deberá ser indicado en la etiqueta.

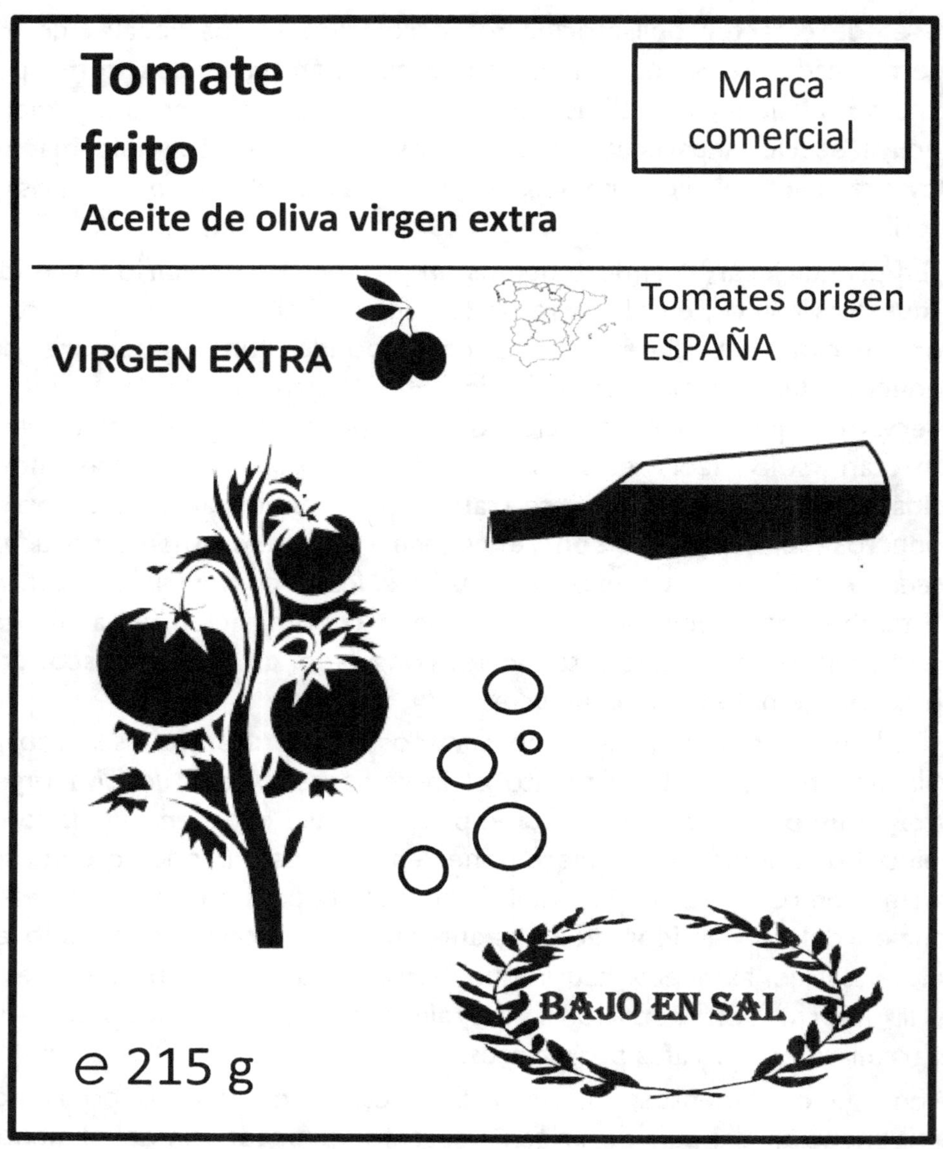

Figura 1. Frontal de la etiqueta de un envase de «*Tomate frito*».

También debemos fijarnos en la cantidad de alimento que contiene el envase. Esto es lo que se conoce como cantidad neta, y se expresa en litros (l o L), centilitros (cl), mililitros (ml), kilogramos (kg) o gramos (g) según el caso. En ocasiones, en determinados alimentos encontraremos la letra «e» junto a la cantidad neta, que certifica que el envase cumple un control de calidad estricto del peso del mismo. Así, en el ejemplo de la *Figura 1* observamos que el peso neto del envase es de 215 g con una desviación mayor o menor apenas perceptible.

En la etiqueta se destaca la marca comercial del alimento. Muchos consumidores se decantan por un alimento u otro en función de la marca del producto. Asimismo, en el frontal de la etiqueta también suelen aparecer ilustraciones con colores vivos de la temática del producto y que justamente sirven para llamar la atención del consumidor. En el ejemplo, como estrategia de marketing se destacan imágenes de tomates y aceite de oliva virgen extra, independientemente del porcentaje de este que contenga el alimento. Un consumidor, cuando vea estas imágenes, asocia el alimento como saludable y opta por la compra. Recuerda que siempre hay que leer bien las etiquetas y no dejarse llevar por campañas publicitarias y por envases bien presentados.

La *Figura 2* representa el dorso de una etiqueta en la que nuevamente se repite la denominación del producto «*Tomate frito*». Posteriormente encontraremos la lista de ingredientes que nos proporciona información de mucho interés. Habría que buscar la palabra «*Ingredientes*» a la que le siguen todas las materias primas que se utilizan en la formulación del producto en concreto. Los ingredientes están ordenados de mayor a menor cantidad o importancia en el alimento final. En la mayoría de los productos alimentarios hallaremos este listado excepto para aquellos alimentos que están constituidos por un solo ingrediente o para el caso de frutas y hortalizas frescas, aguas carbónicas, vinagres, queso, mantequilla, leche y nata fermentada. Además, a veces se muestra la cantidad que se añade de determinados ingredientes utilizados en la preparación del alimento. Por ejemplo, una «*Bolsa de maíz*», incluye la palabra maíz en la denominación, por tanto debe mencionar la cantidad que se le añade de este ingrediente. En este caso se indica: «*Maíz (78%), aceite de girasol (17%), sal (1,2%)*».

En otras ocasiones, el fabricante, por cuestión de marketing, alude a un ingrediente en el frontal de la etiqueta, pero como información añadida a la denominación y no formando parte de esta, como es el caso que aparece en la figura del «*Tomate frito*». Este productor destaca en el frontal de la etiqueta el ingrediente «*Aceite de oliva virgen extra*» (*Figura 1*), por lo que en el dorso del envase, en el listado de ingredientes, aparece la cantidad de aceite añadido, en este caso un 3,5% (*Figura 2*).

Tomate frito con aceite de oliva virgen extra (3,5%)

Ingredientes: tomate, aceite de oliva virgen extra (3,5%), almidón modificado de maíz, azúcar, sal, **apio**, cebolla, ajo y acidulante (ácido cítrico).

Conservación: Una vez abierto, conservar en el frigorífico y consumir en un plazo inferior a 3 días.

Consumir preferentemente antes de fin del lote: ver en la parte superior del envase

Información nutricional

Valores medios por:	100 g	1 porción 30 g	% IR
Valor energético	321 KJ 77 Kcal	96 KJ 23 Kcal	1%
Grasas	3,6 g	1,1 g	2%
de las cuales saturadas	0,5 g	0,2 g	< 1 %
Hidratos de Carbono	9,6 g	2,9 g	1%
de los cuales azúcares	6,4 g	1,9 g	2%
Fibra alimentaria	1 g	< 0,5 g	--
Proteínas	1 g	< 0,5 g	< 1%
Sal	0,25 g	0,05 g	1%

IR = Ingesta de Referencia de un adulto medio (8400 KJ/2000 Kcal). Este envase contiene aproximadamente 7 porciones de 30 g.
¡Dieta variada, equilibrada y ejercicio!

Elaborado en España por Industrias Extremeñas, S.A., RSSEAA 26.00032/NA para:

Centros Comerciales S.A.
C/ Santa Marina, 15 – 28002 Madrid
España. Tel.: 914900300

Peso Neto:

e 215 g

Figura 2. Dorso de una etiqueta de un envase de «Tomate frito».

Por lo tanto, es conveniente leer bien los ingredientes del envase y tener en cuenta que el producto que vas a comprar está constituido principalmente por los tres primeros compuestos que aparecen en el listado. Es recomendable evitar aquellos alimentos en los que la lista de ingredientes sea excesivamente larga. En este listado también se detallan los números 'E', autorizados por la Unión Europea, que corresponden con los aditivos alimentarios utilizados para la fabricación del alimento (E-330, E-300, E-950, etc.). Los aditivos alimentarios son sustancias químicas que se agregan a los alimentos con el objetivo de facilitar su conservación, apariencia, sabor, textura, color, etc. (ver Glosario). No es fácil averiguar qué aditivos son los que se incluyen en la etiqueta y a qué corresponde cada uno de ellos. Esto es debido a que los productores están autorizados a enumerarlos de diferentes maneras y esto dificulta la comprensión de los mismos por parte del consumidor. No es lo mismo que el consumidor lea en el envase que contiene «E-950» a que se indique por su auténtico nombre, es decir, «Acesulfamo Potásico». A pesar de que sanidad advierte de la inocuidad de los aditivos alimentarios, estos compuestos siempre han estado en el punto de mira de los consumidores debido a las sospechas de algunos sobre los posibles efectos adversos en la salud. De hecho, algunos aditivos alimentarios se han prohibido a lo largo del tiempo al demostrarse efectos negativos para nuestra salud. Actualmente las interacciones que se producen entre los distintos aditivos alimentarios son tan ilimitadas que, a día de hoy, la comunidad científica no ha encontrado una metodología rápida para estudiarlas en su totalidad. Hay cientos de aditivos autorizados y por tanto, cientos de miles de combinaciones posibles. Entonces, si no existen estudios científicos que avalen o descarten la inocuidad de estas combinaciones, es imposible conocer la repercusión de estas combinaciones en nuestro organismo. ¿Deberían las industrias prescindir de ellos?

En la lista de ingredientes se destacan aquellos 'coadyuvantes tecnológicos' utilizados en el proceso de elaboración que puedan causar alergias o intolerancias alimentarias. En el ejemplo se destaca el «apio» como sustancia a tener en cuenta por los consumidores con posibles alergias o intolerancias. Esta información vendrá representada con una tipografía diferente al resto de ingredientes, por ejemplo subrayada en la lista de ingredientes o también se podrá resaltar mediante la palabra «Contiene» seguida de las sustancias alérgenas.

Desgraciadamente cada vez hay más personas que presentan reacciones alérgicas de mayor o menor gravedad, incluso hay más niños afectados, por lo que son estos grupos de personas los que deben prestar especial atención a los ingredientes que contienen. Los alimentos que pueden causar algunas de las alergias e intolerancias en los alimentos son las que vienen reflejadas en la *Figura 3*.

En la etiqueta dependiendo de las características del alimento, se menciona la fecha de consumo preferente o la fecha de caducidad, que son dos conceptos completamente diferentes.

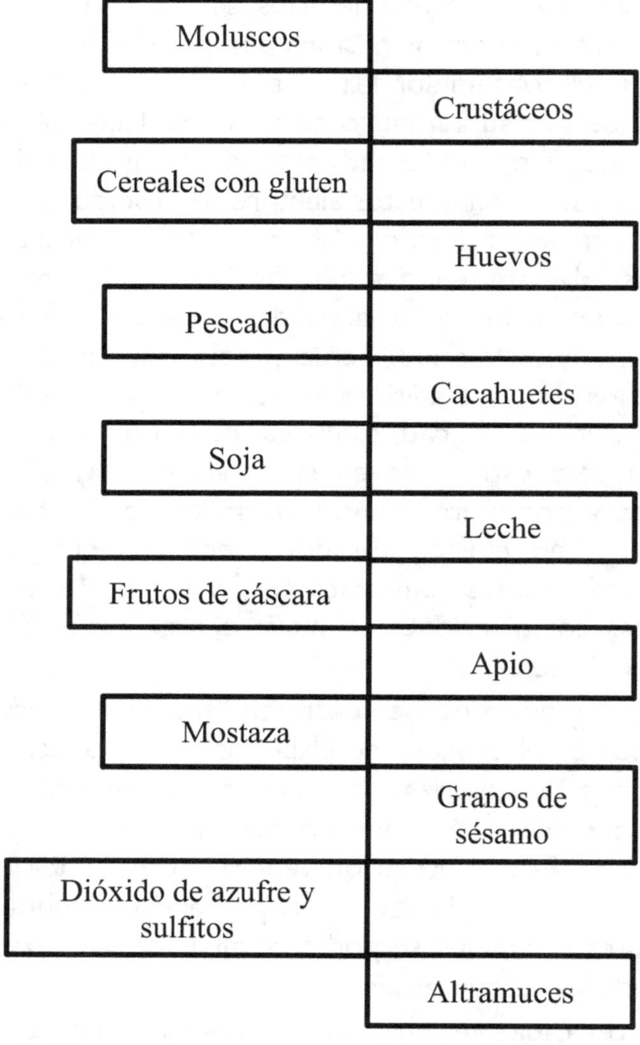

Figura 3. Alimentos y sustancias causantes de alergias e intolerancias alimentarias.

En el dorso de la etiqueta del ejemplo se escribe la fecha de consumo preferente. El fabricante destaca la fecha de consumo preferente como la fecha hasta la cual el alimento conserva sus propiedades específicas siempre y cuando se almacene correctamente. Transcurrida esta fecha, el alimento se sigue considerando seguro desde el punto de vista de la salud, sin embargo sus propiedades físicas, químicas y sensoriales se han podido ver modificadas. Una tableta de chocolate, el arroz, la pasta o incluso una golosina son alimentos que, desde el punto de vista de la seguridad alimentaria son seguros de ingerir cuando se pasa la fecha que se indica en la etiqueta, sin embargo el alimento puede haber cambiado su textura, apariencia o sabor, siendo distinto al que presenta el producto alimentario original cuando se encuentra en fecha. Esta información la identificaremos en el envase cuando leamos la siguiente frase: «*Consumir preferentemente antes del...* » seguida del día, mes y año, o «*Consumir preferentemente antes del fin de...*» indicando a continuación el mes y el año. Antes de consumir un alimento envasado que haya pasado su fecha de consumo preferente, es recomendable comprobar que el envase esté intacto y que el alimento tenga buen aspecto, siendo aconsejable olerlo, y verificar si sabe bien o no. En ocasiones encontramos una referencia al lugar donde se indica la fecha de consumo preferente como: «*Ver tapa del envase*».

En el caso de alimentos con duración inferior a los tres meses, como son los huevos, el año no suele aparecer en la fecha que se indica en el envase. En alimentos más duraderos, como las galletas, se muestran el mes y el año. Mientras que en los alimentos con fecha de duración mínima superiores, como son las conservas vegetales, veremos impresa en la etiqueta del producto el año a partir del cual el alimento dejaría de mantener sus propiedades.

Por ello, la fecha de consumo preferente es utilizada principalmente en aquellos alimentos con bajo riesgo de contaminación bacteriana, tales como legumbres, pastas, mermelada, mantequilla, patatas fritas, bollos, galletas, vino, bebidas con graduación alcohólica superior al 10%, curados y otros. Estos alimentos pueden ser consumidos días o incluso semanas después de cumplir la fecha siempre que no estén abiertos ni presenten signos de algún deterioro significativo.

Algunos alimentos no precisan indicar la fecha de consumo preferente en sus envases, como es el caso de las frutas y las hortalizas frescas o productos de panadería o repostería, que se consumen normalmente en las veinticuatro horas después de la fabricación. Sin embargo, en otros alimentos lo que se indica en el envase es la fecha de caducidad, o fecha en la cual el alimento no debe consumirse bajo ningún concepto. Este término viene reflejado en la etiqueta del envase, y estará precedido de la indicación *«Fecha de caducidad»* y la propia fecha (día, mes y eventualmente el año) o de una referencia al lugar donde se indica esta en el etiquetado. Por lo tanto, hay que recordar que superada la fecha de caducidad impresa, su consumo podría producir daños a la salud, por lo que se debe evitar su ingesta, sobre todo con las carnes y pescados, que son muy perecederos.

La fecha que se indica en el envase está muy relacionada con las condiciones de conservación del alimento, que es un aspecto en el que también debe fijarse bien el consumidor. En ciertos alimentos, como en ensaladas frescas cortadas, limpias y listas para comer, se indican las condiciones especiales de conservación y/o utilización, con frases como *«Conservar en frigorífico por debajo de 8 °C»*. La siguiente mención en el envase *«Guardar en sitio fresco y seco»*, suele referirse a aquellos alimentos como las conservas vegetales que se almacenan a temperatura ambiente, aunque una vez abierto el envase es necesaria una conservación especial tal y como se indica en el ejemplo de la etiqueta de la *Figura 2*: *«Una vez abierto, conservar en el frigorífico y consumir en un plazo inferior a 3 días»*.

Otro aspecto que viene reflejado en la etiqueta es el nombre del responsable que comercializa el alimento, que puede ser el fabricante, productor, distribuidor o importador del mismo y se indicará en la etiqueta mediante el nombre o razón social de la compañía y dirección del operador de la empresa alimentaria. Es decir, aquel que comercialice el producto en el mercado, que en nuestro ejemplo gráfico sería *«Centros Comerciales S.A.»*.

Dependiendo del tipo de alimento, en la etiqueta puede venir reflejado el modo de empleo de este para que el consumidor haga un uso apropiado del mismo, sobre todo en los productos en los que sin esta información, al consumidor le sería difícil emplearlos de manera adecuada. Esta mención es usual leerla en algunos envases: *«Se aconseja abrir el envase 10 minutos antes del consumo»* o *«Listo para el consumo»*.

Un aspecto importante con respecto a las etiquetas de los productos que contienen alcohol, es saber que en aquellas bebidas en las que el grado alcohólico sea superior a un 1,2% en volumen, se indicará en la etiqueta mediante el símbolo *«% vol.»* y podrá estar acompañada de la palabra alcohol o de su abreviatura *«alc.»*. El grado alcohólico representa la parte de alcohol que contiene la bebida, es decir, si un vino contiene 12° significa que contiene un 12% de alcohol o lo que es lo mismo, presenta 120 ml de etanol en cada litro.

El lote indica la cantidad de alimento que es producido, fabricado o envasado en condiciones prácticamente idénticas. Esta información aparecerá mediante la indicación: «Lote» o «L». Algunas industrias acotan la producción de un día como lote, por lo que algunas veces, si se menciona en el envase el día y el mes de la fecha de consumo preferente o de caducidad del alimento, es posible que no se indique el lote. También se podrá ver en la etiqueta una referencia al lugar en el envase donde se indica esta información. Conocer esto es muy útil, pues si abriéramos una botella de vino que estuviera deteriorada, podríamos llamar a la empresa, y con sólo mostrarle el número de lote, esta podría averiguar el origen del problema, en qué puntos de venta se ha comercializado, y por tanto podría retirarlos del mercado. Esta es la manera de proceder cuando se detectan alertas provocadas por alguna intoxicación alimentaria, como fue el caso de la contaminación bacteriana por *Listeria* en la carne mechada.

¿Qué nos dice la información nutricional?

L aura ha tomado una decisión, quiere perder peso, por lo que ha acudido a un nutricionista. Este le ha recomendado una dieta basada en alimentos saludables. Deberá distribuirlos a lo largo del día según los grupos de la pirámide nutricional. La mayoría de las comidas vendrá acompañada de cereales, legumbres y tubérculos. A diario, tendrá que tomar varias raciones de fruta y verdura mientras que los alimentos ricos en proteínas, como la carne o el pescado, los irá alternando a lo largo del día junto con los huevos y lácteos. Por supuesto, tendrá que suprimir los dulces, fritos y grasas no saludables, aunque no importará si los toma ocasionalmente. La dieta, según el nutricionista, será más efectiva practicando ejercicio físico a diario. Para poder seguir esta pauta, será necesario mirar la información nutricional que aparece impresa en los alimentos, aspecto que le servirá para conocer las calorías o aporte energético de estos por porción y los nutrientes que contiene. ¡Ánimo, Laura!

En la mayoría de los alimentos constituidos por más de un ingrediente se mencionan en el envase una serie de datos sobre las características nutricionales del mismo. Esta información suele aparecer en un recuadro titulado «*Información nutricional*» (*Figura 2*). Es muy importante que los consumidores sepamos interpretar esta información para conocer el producto ya que esto nos ayudará a tomar decisiones durante la selección de los alimentos con objeto de cuidar nuestra salud.

La información nutricional de la etiqueta hace referencia a la cantidad de calorías y datos nutricionales de los alimentos. Suele aparecer en la parte posterior del envase, y se indica por cada 100 gramos (g) o 100 mililitros (ml) de alimento, o voluntariamente también podría expresarse por porción. En este sentido, debemos comprobar las raciones que realmente vamos a ingerir para poder calcular sus calorías y su contenido en nutrientes.

También se puede indicar el porcentaje que presenta el alimento con base en la ingesta de referencia de un adulto medio, que está estipulado en 8.400 kilojulios (KJ) o lo que es lo mismo 2.000 kilocalorías (Kcal). Esto son valores de referencia que sirven de punto de partida para que los consumidores se hagan una idea de las calorías y nutrientes que ingerirían si hicieran una dieta estándar de 2.000 Kcal. Sin embargo, las necesidades energéticas de cada persona pueden cambiar dependiendo de muchos factores como puede ser el tipo de ejercicio físico que realice, factores genéticos, etc., pudiendo consumir más o menos energía de la considerada como estándar. Por lo tanto, esta información proporciona al consumidor la posibilidad de poder comparar un alimento con otro para su mejor elección. Por ejemplo, saber que el «*Tomate frito*» contiene 3,6 g de grasa es importante, pero teniendo en cuenta que estos gramos de grasa equivalen al 2% del total de grasas que puede ingerir un adulto medio en un día.

El etiquetado nutricional obligatorio que se indica en el envase muestra el valor energético y el contenido en grasas, ácidos grasos saturados, hidratos de carbono, azúcares, proteínas y sal. Voluntariamente el productor podrá destacar en la parte frontal del envase parte de la información nutricional del alimento con el objeto de llamar la atención del consumidor, es decir, podrá mencionar en el frente de la etiqueta la frase: «*Sin azúcares*», cuando un alimento contenga menos de 0,5 g de azúcares, aspecto que deberá ser verificado visualizando la información nutricional impresa en el envase. En caso de que el contenido, por ejemplo de grasas, sea de 1,2 g por 100 ml, se podrá mencionar «*Bajo en grasas*», o «*Bajo en sal*», como se muestra en el ejemplo gráfico, si el contenido en sal es de 0,25 g en 100 g de producto (*Figura 1 y 2*).

Aun así, en ciertos alimentos no se incluye la información nutricional en la etiqueta. Esto es debido a que algunos alimentos están exentos legalmente de dar esta información como es el caso de las bebidas alcohólicas, alimentos no envasados o alimentos sin transformar que incluyen solamente un ingrediente o categoría de ingredientes como la sal, agua envasada, etc. En los alimentos con envases muy pequeños o monodosis tampoco se hace referencia a la información nutricional.

En cuanto al valor energético, este se expresa en KJ y Kcal. Este dato se suele calcular matemáticamente como la suma de la energía que aportan grasas, proteínas e hidratos de carbono. A igual número de calorías, dos alimentos pueden ser completamente diferentes para nuestra salud. No es lo mismo un alimento rico en azúcares que otro integral con las mismas calorías, por lo que mirar solamente las calorías en la etiqueta es un error. Es más útil fijarse en las cantidades de grasas saturadas y azúcares, que normalmente suelen ser más elevadas en los alimentos procesados. Sin embargo, el valor energético aporta una información rápida y útil del contenido calórico del alimento. Una bolsa de patatas fritas contiene muchas calorías, unas 510 Kcal en 100 g, por lo que ingerir 100 g de este producto equivale a consumir un 25 % de las calorías recomendadas diariamente.

Las grasas son necesarias en una dieta equilibrada ya que nuestro organismo necesita de ellas para los tejidos y células. En la etiqueta percibiremos no sólo el contenido total de grasas, sino también la proporción que contiene de grasas saturadas, aquellas que no son tan beneficiosas para nuestro organismo. Si el producto contiene 15 g o más de grasas por cada 100 g de alimento significa que es rico en ese nutriente. La inclusión de información sobre las grasas 'trans' en la etiqueta no es obligatoria ya que como se ha comentado anteriormente, la información nutricional de la etiqueta se da sobre una lista acotada de nutrientes. Sin embargo si leemos que el producto contiene aceites o grasas «Parcialmente hidrogenadas» esto quiere decir que contiene este tipo de grasas. Este tipo de grasas lo abordaremos con más detalle en los capítulos de las margarinas, bollería y pastelería industrial.

Los azúcares son hidratos de carbono simples y los vamos a localizar en las etiquetas de los alimentos envasados. Sin embargo, parte de ellos pertenece al propio producto natural y otra proporción proviene de los azúcares que se le añaden al mismo. Cabe destacar que en la etiqueta aparecerá el contenido total de azúcares presentes en el alimento que es la suma de los naturales y añadidos en la formulación del mismo. Por lo que si se indica en el frontal de la etiqueta: «Sin azúcares añadidos», no significa exactamente que el alimento no contenga azúcares, ya que hay que tener en cuenta los propios azúcares del producto original, como podría ser el azúcar de la fruta en una mermelada de frutas a la que no se le añaden azúcares. En este caso para saber qué cantidad de esta sustancia contienen los ingredientes del alimento, bastaría con mirar el valor de azúcares que se indica en la información nutricional. Es importante recordar que no se debe superar la ingesta de 25 g de azúcar al día. Si un alimento tiene 15 g o más por cada 100 g de alimento significa que este producto es alto en azúcar.

El contenido en proteínas también viene reflejado en el etiquetado. La ingesta de estos compuestos es importante para mantener una dieta saludable y equilibrada. Sin embargo, aunque las proteínas contribuyen a formar la masa muscular en el organismo, no es recomendable abusar de ellas, además el exceso de proteínas puede ser transformado en grasas dependiendo de la actividad física que se realice. Son alimentos ricos en proteínas el queso, huevos, pescado, carne, leche, nueces, soja, guisantes, habas, etc. La mayoría de los estudios recomiendan un consumo de proteínas entre los 0,8 y 2 g por kilo de peso corporal. Un adulto de unos 75 kg de peso podría consumir entre 60 y 150 g de proteínas al día.

También es importante fijarse en el contenido en sal ya que está asociado a la hipertensión y retención de líquidos. Si contiene 1,25 g o más de sal, significa que el contenido en esta sustancia es alto. En general se recomienda no consumir más de 5 g de sal diarios.

Repasa bien la lista de ingredientes ya que te dará un indicio sobre el tipo de producto que estás comprando. Mucha atención, porque en los ingredientes puede no aparecer la mención de azúcar como tal. Sin embargo, podemos encontrar distintas formas de referirse a ella como jarabe de maíz, dextrosa, maltosa, glucosa, sacarosa, fructosa, azúcar de caña o concentrados de zumos de frutas que, en definitiva, también significa que el alimento contiene azúcares añadidos.

Además, algunos productores proporcionan más información al consumidor de la que se les exige por ley con el objeto de hacer un escáner más detallado de la composición del alimento. Es el caso de la indicación de la cantidad de ácidos grasos monoinsaturados, ácidos grasos poliinsaturados, polialcoholes, almidón, fibra alimentaria o vitaminas y minerales presentes en cantidades significativas en el alimento. En el ejemplo de la *Figura 2*, el industrial decide incorporar los valores medios de la *«Fibra alimentaria»* como complemento a la información nutricional obligatoria presentada al consumidor. Esto es una buena estrategia de marketing que utilizan muchos productores ya que el consumidor suele asumir este componente como saludable.

Mensajes de propiedades nutricionales y saludables

M e encuentro frente a una estantería del supermercado y me siento algo estresado. Llevo un rato leyendo en los envases información respecto a las propiedades saludables que contienen los alimentos... rico en fibra, cuida tu corazón, reduce el colesterol, con fitoesteroles o fitoestanoles, bajo en sodio, sin azúcares añadidos, ¡uff, no sé qué hacer! Intento mantener una alimentación saludable, pero no sé a ciencia cierta si los mensajes que aparecen en la etiqueta son verdaderos. Además leo ciertas palabras o frases hechas que hacen muy atractivo el producto, pero me faltan conocimientos técnicos para poder discernir si lo que tengo frente a mí es bueno para mi salud o no. Lo que tengo claro es que estando en un país desarrollado, los alimentos no van a estar contaminados por microorganismos ni poseen toxinas que nos hagan daño, por lo menos a corto plazo. Por lo tanto, tendré que liarme la manta a la cabeza y optar por la compra de estos productos de preciosos y saludables mensajes, y que sea lo que Dios quiera...

El etiquetado facultativo es cualquier declaración escrita, impresa o gráfica que de forma voluntaria y debidamente justificado el productor desee incluir en la etiqueta del producto que comercializa. Estas declaraciones pueden aparecer en forma de mensaje que indique que un alimento posee unas características específicas. Cada vez es más frecuente encontrar en las etiquetas de los alimentos declaraciones tales como «*Reducido en sal*», «*El calcio es necesario para el crecimiento y desarrollo normales de los huesos de los niños*», «*Sin azúcares añadidos*», etc.

De hecho son las industrias alimentarias las que evidencian que los consumidores cada vez estamos más preocupados por la salud, y por tanto, acogiéndose a los resultados científicos sobre propiedades nutricionales y saludables de los alimentos, han incorporado esta información en sus etiquetas y en los mensajes publicitarios invirtiendo en buenas campañas de marketing. Este tipo de etiquetado está regulado a nivel de la Unión Europea para que estas declaraciones puedan garantizar la protección de los consumidores y para regular el mercado de los distintos países de la Unión. Por lo tanto, las declaraciones que nos vamos a encontrar en los envases pueden ser de tipo nutricional y relacionadas con propiedades saludables.

En cuanto a las declaraciones nutricionales, no hay que confundirlas con la información nutricional que debe figurar obligatoriamente en las etiquetas. Estas declaraciones suelen aparecer en el frontal del envase y nos aportan información respecto al aporte energético (valor calórico), en un grado reducido, incrementado o que, por el contrario, no proporciona. La declaración «*Valor energético reducido*» o «*Contenido reducido de…*» indica que el alimento contiene un 30% menos del valor energético que otros de la misma categoría. Muchos consumidores no saben que un alimento «*Light*» contiene el mismo valor energético que un alimento con valor energético reducido o contenido reducido. Sin embargo, cuando la declaración indica «*Sin aporte energético*» implica que el alimento no contiene más de 4 Kcal por cada 100 ml, esto es prácticamente nada. Cada uno de los nutrientes que se destaque en el frontal de la etiqueta debe aparecer también en la información nutricional.

También nos encontraremos alimentos con declaraciones nutricionales con motivo de los nutrientes que contiene, en mayor o menor cantidad. Los nutrientes que se suelen declarar con más frecuencia son las vitaminas y minerales, seguidos de omega 3, omega 6, fibra, etc. Tal es el caso de las leches enriquecidas en omega 3 o en calcio. También existen multitud de galletas ricas en fibras, vitaminas y minerales.

Las declaraciones referentes a las grasas van orientadas hacia «*Bajo en grasas*» que significa que el alimento puede tener menos de 3 g de grasas en 100 g en el caso de los alimentos sólidos o 1,5 g en 100 ml para los líquidos. Cuando en un alimento se indica «*Sin grasa*» significa que el producto no contiene más de 0,5 g de grasa por 100 g o 100 ml. Alimentos que promulgan «*Bajo en grasas saturadas*» contienen menos de 1,5 g de este tipo de grasas para sólidos o 0,75 g para líquidos en 100 g o 100 ml respectivamente.

En cuanto a los hidratos de carbono, también localizamos en los lineales etiquetas con declaraciones referentes a alimentos que son «*Bajo en azúcares*», es decir aquellos que contienen menos de 5 g (sólidos) o 2,5 g (líquidos). Si en la etiqueta aparece la declaración «*Sin azúcares*» significa que el alimento tiene menos de 0,5 g de esta sustancia. Otra de las declaraciones que estamos acostumbrados a ver en el etiquetado es «*Sin azúcares añadidos*» lo cual indica que al alimento no se le ha añadido ningún tipo de azúcares, aunque en este caso, pueden estar naturalmente presentes en el mismo. También observaremos otras declaraciones como: «*Contiene azúcares naturalmente presentes*».

Para el caso de la fibra alimentaria, la declaraciones más destacadas son «*Fuente de fibra*» o «*Alto contenido en fibra*» para aquellos alimentos con altas cantidades de fibra, más de 3 y 6 g de fibra en 100 g de alimento, respectivamente. Los alimentos ricos en fibra favorecen la aceleración del tránsito intestinal, aumentando el volumen de las heces.

Las proteínas también suelen destacarse, por lo que veremos alimentos que son «*Fuente de proteínas*» o con «*Alto contenido en proteínas*». Esto quiere decir que las proteínas aportan como mínimo el 12 y el 20% del valor energético total del alimento respectivamente. Los alimentos ricos en proteínas contribuyen a conservar o aumentar la masa muscular.

En el ejemplo del «*Tomate frito*» se destaca en la etiqueta que el alimento es «*Bajo en sal*» (*Figura 1*) o con «*Bajo contenido de sal*» y esto es debido a que contiene menos de 0,3 g de sal en 100 g, aspecto que podrá ser verificado por el consumidor visualizando la información nutricional del dorso de la etiqueta (*Figura 2*). Como iremos viendo en los distintos capítulos, la tendencia actual es consumir alimentos bajos en sal por su efecto negativo de esta sobre la tensión arterial en el organismo.

Por otro lado, existe una amplia gama de productos alimentarios en los supermercados con etiquetas que señalan declaraciones de propiedades saludables en las que sugieren a los consumidores una relación entre el alimento o alguno de sus constituyentes y la salud. Si nos fijamos en ciertas leches, cereales para niños, yogures, etc., veremos declaraciones relacionadas con la salud, como es el caso de que «*La ingesta adecuada de calcio durante toda la vida, como parte de una dieta equilibrada, puede reducir el riesgo de osteoporosis*». Otra declaración que podemos observar en los envases es que «*El chicle de xilitol reduce el riesgo de caries*». De esta forma se tiene en cuenta que tras la ingesta del alimento se reduce la placa y, por lo tanto, se disminuye el factor de riesgo de tener caries lo cual es un hecho que resulta beneficioso.

En el caso concreto de ciertos yogures líquidos que contienen esteroles o estanoles vegetales, que tras la ingesta provocan una reducción sustancial del colesterol, los productores apuntan en la etiqueta frases como *«Los fitoesteroles y los fitoestanoles constribuyen a mantener niveles normales de colesterol sanguíneo»* o *«Niveles altos de colesterol son un factor de riesgo en las enfermedades cardiovasculares»*. Este efecto en la reducción del colesterol sanguíneo se debe a un fenómeno de competencia de ambas moléculas, colesterol versus esteroles/estanoles. Estos últimos presentan una afinidad más elevada para ser absorbidos en el torrente sanguíneo por lo que el colesterol digerido durante las comidas no se absorbe con tanta facilidad y es excretado por las heces, y por tanto disminuye su contenido en sangre. Para conseguir el efecto deseado, hay que ingerir este alimento a la vez que almorzamos o cenamos.

Estas declaraciones de las propiedades nutricionales y saludables están basadas en evidencias científicas sustanciales. Sin embargo, los consumidores debemos estar atentos ya que en ocasiones se cometen ciertas ambigüedades que nos pueden confundir. Por este motivo, debemos leer con rigurosidad las etiquetas para realmente comprobar qué elemento o constituyente es el que aporta el beneficio nutricional o saludable al organismo tras la ingesta. De hecho uno de los yogures líquidos que hallamos en los supermercados declara en la etiqueta que *«Ayuda al normal funcionamiento de tu sistema inmunitario»*. Este efecto saludable no es debido, o por lo menos todavía no está avalado científicamente, al microorganismo probiótico (*Lactobacillus*) que aparece en letra grande en la etiqueta, sino que se debe a que al yogur se le ha añadido una cantidad específica de Vitamina B6, molécula científicamente avalada para producir este efecto saludable. Sin embargo, no es necesario tomar estos yogures para ingerir vitamina B6. Esta sustancia también se encuentra en otros alimentos, como por ejemplo los plátanos, así que con ingerir una pieza de esta fruta tomaremos más vitamina B6 que con la ingestión de uno de estos yogures cargados de marketing y publicidad. Hay que tener en cuenta que un plátano es mucho más barato que estos yogures bebidos. Por lo tanto, hay que fijarse muy bien en las etiquetas de todos los alimentos y no hay que dejarse llevar ni engañar con las campañas publicitarias que en ocasiones pueden provocar confusión ya que nos llevan a consumir productos que quizás no sean necesarios dentro de una dieta equilibrada.

Los avances de la ciencia conducen a conocer más sobre las propiedades de los alimentos en la salud. Así, existen determinados productos que por su composición química y características son catalogados como fuente beneficiosa para la salud. Tal es el caso de las nueces, siempre y cuando consumamos 30 g al día que ayudan a mejorar la elasticidad de los vasos sanguíneos. El «*Aceite de oliva virgen extra*» es otro de los alimentos que aporta unos beneficios saludables siempre y cuando se ingieran 20 g diarios ya que contribuye a la protección de los lípidos de la sangre frente al daño oxidativo. Si consumimos 2 litros de agua al día nos ayudará a mantener la temperatura corporal. Mascar chiche sin azúcar durante un mínimo de 20 minutos después de la comida o bebida, contribuye a mantener la mineralización de los dientes, a neutralizar la placa ácida y a disminuir la sequedad bucal.

Frutas y hortalizas

Simple y sana como una cereza o una manzana.
Extravagante y forastera.
No me refiero al melocotón o a la pera,
sino a la guayaba y otras frutas habaneras.
Paraguayas, papayas, chirimoyas y pitayas.
En algún lugar de América, junto a sus exóticas playas.
Grande y atractiva,
así defino el melón o la sandía.
Moras, fresas, arándanos y grosellas,
¡cómo pueden ser tan bellas!
Sobre todo esa, la frambuesa.
Verano, otoño, primavera o inverno,
dan frutos jugosos, ácidos, dulces y tiernos.
Roja, morada, amarilla, anaranjada…
Una fiesta para el paladar y para la mirada.
Dale un mordisco, bébetela o hazte un helado,
y si no tienes, cógela del árbol o vete al supermercado.

Las empresas alimentarias saben que los consumidores están cada vez más concienciados en el cuidado de su salud. Es por ello, que en los supermercados existen grandes áreas reservadas para la comercialización de frutas y hortalizas frescas. Podemos encontrar diferentes formatos, desde piezas enteras a granel, tarrinas, bolsas o bandejas recubiertas de un film transparente.

Las frutas vendidas en supermercados son de hueso, de pepita y de grano en función de la semilla que albergan en el interior. Las frutas de hueso tienen la semilla embebida en un hueso duro, como la ciruela, cereza, melocotón, nectarina y el albaricoque. Las frutas de pepita muestran unas semillas encerradas en una cáscara más blanda y pequeña, como la pera, la manzana, la uva, el melón y la sandía, mientras que las frutas de grano tienen unas pequeñas semillas en su interior como es el caso de las fresas, higos y el kiwi.

Las hortalizas son aquellos vegetales de los cuales consumimos las raíces, como las zanahorias y rábanos; tallos y hojas, como la lechuga, espinaca o la rúcula; bulbos, como el ajo, cebolla o el espárrago; tubérculos, como la remolacha o la patata; frutos, como la berenjena, calabaza, pimiento y tomate; flores, como la alcachofa, coliflor o el brócoli; legumbres frescas, como la judía, haba, guisante, etc.

Otro aspecto importante es que sepamos diferenciar aquellas frutas y hortalizas climatéricas de las que no lo son. Los climatéricos son aquellos frutos que continúan su maduración aún después de haber sido cosechados de la planta, como son las manzanas, peras, nectarinas, ciruela, tomate, plátano, mango, melón, aguacate, kiwi, melocotón, albaricoque y otras. De esta manera los consumidores, pueden programar las compras dependiendo del estado de maduración de estos frutos con el objeto de no desperdiciar alimentos por una sobremaduración de los mismos. Normalmente estos frutos son cosechados prematuramente para poder ser transportados a grandes distancias y no alcanzar su madurez comercial durante la exportación de los mismos.

Por otro lado, los frutos no climatéricos son aquellos que se cosechan con una madurez comercial óptima ya que una vez que se separan de la planta, maduran muy poco más manteniendo prácticamente las características de sabor, aroma y color que tenían cuando fueron recolectados. Son frutos no climatéricos la cereza, limón, naranja, uva, piña, fresa, aceituna, pimiento, pepino y pomelo, entre otros. Ya sabemos entonces que si en el supermercado compramos unos limones muy verdes, en los días siguientes estos no van a madurar en nuestros hogares, por lo que finalmente los tendremos que consumir a pesar de tener un sabor propio de frutos no maduros, que en este caso, se caracterizará por una acidez demasiado intensa.

Las frutas y hortalizas de venta a granel -sin envasar- están dispuestas en grandes cajas o pallets. Cada producto de venta al consumidor lleva un cartel indicativo visible con información que a continuación pasaremos a detallar. Se indica la denominación del producto, que será específica a la correspondiente norma de calidad de este. En el ejemplo visual observamos que la denominación del producto corresponde con un «*Melocotón de carne amarilla*» (*Figura 4*). También se muestra la variedad de fruta u hortaliza, siempre y cuando así se exija en la norma de calidad de cada producto. En el ejemplo, este melocotón es de la variedad «*Andross*». Además viene reflejada la categoría comercial que le corresponde, que de mayor a menor es «*Extra*», «*I*», «*II*» y «*III*», por lo que este melocotón es de la categoría primera «*I*». También se indica el calibre o tamaño de las piezas que se comercializan que, dependiendo de la categoría comercial, puede ser obligatorio o no. En las categorías bajas no es obligatorio indicar el calibre, sin embargo en categorías superiores, se indica la letra «*A*» para las frutas con mayores calibres y la letra «*C*» para las frutas de menor tamaño. Estos productos están separados físicamente de otros con distinta categoría comercial, variedad o calibre.

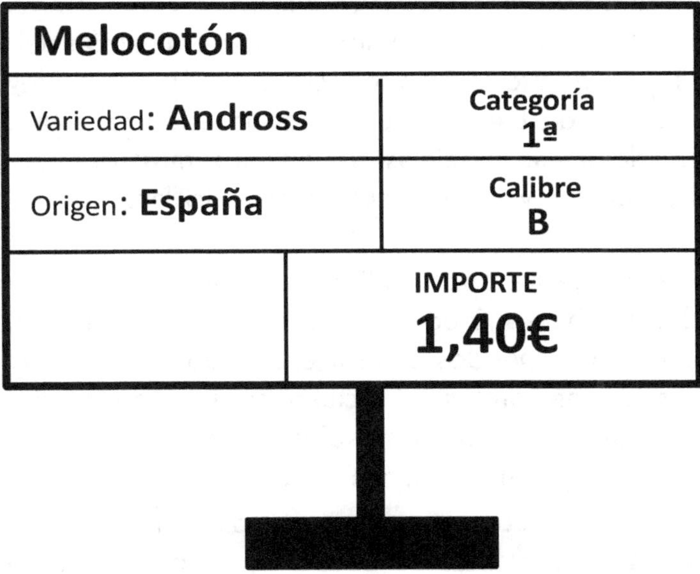

Figura 4. Cartel informativo de venta de producto a granel.

Por supuesto, se muestra el precio de venta al público en los carteles indicativos. El origen del producto también será indicado, y esto es un aspecto importante sobre todo para que los consumidores sepan si están comprando productos importados de otros países. Como ya sabemos, en esta sociedad tan globalizada, podemos comprar frutas y hortalizas frescas en cualquier época del año, sin embargo es recomendable comprarlas de temporada, ya que estarán más sabrosas y serán mucho más duraderas. Indicaremos, como ejemplo, que no todos los alimentos de la misma variedad son iguales ni todas las variedades tienen el mismo precio en el mercado. Además, esto no es sinónimo de que unas frutas sean mejor que otras, sino que son distintas y en definitiva dependerá de los gustos de cada consumidor en particular.

Como hemos comentado, es habitual encontrar en esta sección de los supermercados alimentos frescos en envases de plástico, cestas, etc. Pero esta tendencia irá disminuyendo con el paso del tiempo ya que se generan muchos plásticos que son residuos perjudiciales para el medio ambiente. Sin embargo, hay que destacar que estas cestas con frutas u hortalizas frescas, al estar envasadas, deben llevar una etiqueta que contenga la misma información del cartel que comentamos anteriormente, junto con la indicación del lote, peso neto del producto, el precio por kilo/pieza y el importe total (*Figura 5*). También puede aparecer el símbolo de reciclaje (flecha negra en círculo), la identificación del nombre o razón social o denominación del envasador o importados, y su domicilio fiscal e incluso el número de registro de la industria. El código de barras impreso en la etiqueta está constituido por una serie de líneas paralelas de distinto tamaño que sirve para identificar el producto y sus características a lo largo de la cadena de producción.

Por regla general, este tipo de alimentos que se comercializan en los supermercados no han sufrido ninguna alteración tecnológica ya que solamente han sido sometidos a un ligero lavado y posterior aclarado con sustancias desinfectantes o incluso se les han podido eliminar algunas partes que no son comestibles con objeto de que estos alimentos se mantengan mucho más frescos.

Normalmente en estos establecimientos, antes de la venta al público, las frutas y hortalizas se encuentran almacenadas en grandes cámaras refrigeradas que permiten conservar estos alimentos durante más tiempo alargando la vida útil de los mismos. Estos alimentos refrigerados sirven de *stock* ya que son sólo puestos a la venta cuando se requiere. Es por ello, que en ocasiones cuando vamos a comprar estos alimentos, encontramos que están ligeramente humedecidos o mojados lo que significa que acaban de salir de las cámaras refrigeradas para su venta al público.

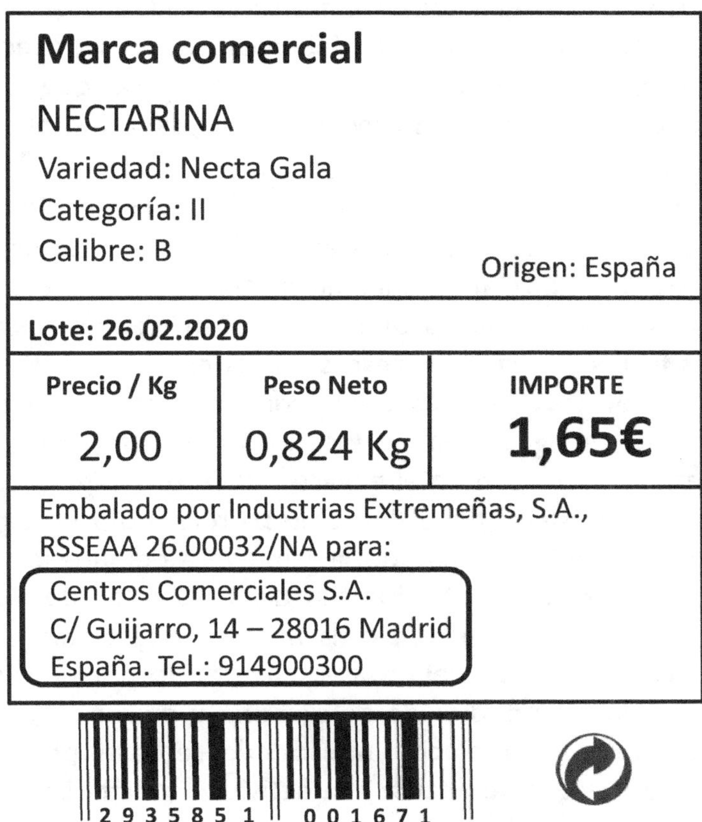

Figura 5. Etiqueta de una fruta fresca envasada.

También están disponibles con otros formatos de presentación: troceadas, cortadas o envasadas en bolsas de plásticos y que están listas para ser consumidas. Estos últimos son los denominados alimentos de *IV Gama*, los cuales han sufrido un proceso de elaboración mínimo en las industrias alimentarias. Estos productos tienen una vida útil corta, ya que al ser troceados, se provoca una degradación biológica de los tejidos más acelerada. Todos hemos cortado una manzana en casa y al cabo de unas horas hemos observado una ligera degradación oxidativa que provoca un pardeamiento de su carne o pulpa. Es por ello que estos alimentos deben conservarse en los supermercados en refrigeración, para así mantener las características físicas, nutritivas y organolépticas en perfecto estado respecto al producto fresco original. De hecho en los envases nos indican lo siguiente *«Mantener entre + 1°C y 8°C»*, incluso nos recomiendan «*Abrir minutos antes de su consumo»*. Al adquirir este tipo de alimentos, debemos tener la precaución de meterlos en bolsas refrigeradas con placas para que siempre se mantenga la '*cadena de frío*' y así evitar una degradación prematura del producto.

Otra de las técnicas que utilizan los productores de alimentos de *IV Gama* es la aplicación de atmósferas especiales en el interior del envase que hace que se reduzcan o minimicen las tasas de respiración del alimento, por lo que se logra prolongar la durabilidad del mismo. Como sabemos, las frutas y hortalizas frescas tras la cosecha continúan con su metabolismo, por lo que consumen oxígeno y producen dióxido de carbono y vapor de agua. Cuando los industriales emplean esta técnica en los alimentos, lo indican en el envase mediante la siguiente mención: «*Envasado en atmósfera protectora»*. Esta terminología significa que tecnológicamente se ha modificado la atmósfera del interior del envase para mejorar su conservación. Existen distintos tipos de envasado en atmósfera protectora. Por ejemplo, la *atmósfera controlada* consiste en eliminar el aire del interior del envase y sustituirlo por un gas o mezcla de gases como nitrógeno, dióxido de carbono u oxígeno. Por otro lado, se puede sustituir el aire del interior del envase por una nueva atmósfera de gases que se adapta a la actividad metabólica respiratoria de la fruta u hortaliza fresca (*atmósfera modificada*). En este caso, el material del envase debe tener una porosidad determinada para facilitar el intercambio de gases entre el alimento y el ambiente exterior con el fin de conseguir un equilibrio entre los gases que entran y los que salen. También podemos encontrar envases a los que se les ha extraído el aire completamente del interior. Esta técnica se conoce como *envasado al vacío*. Todos estos métodos de envasado son inocuos para los consumidores ya que al abrir el envase se liberan los gases y el alimento debe ser consumido con relativa rapidez. De hecho, en este tipo de envases las etiquetas nos indican «*Una vez abierto, consumir antes de 24 horas»*. Las etiquetas de este tipo de alimentos de *IV gama* son similares a las de las frutas y hortalizas enteras frescas envasadas. Estos productos, al haber sido manipulados, son más susceptibles a alteraciones y tienen una vida útil más reducida por lo que debemos fijarnos bien en la fecha de caducidad.

Las frutas y hortalizas, junto con otros vegetales, también se comercializan en formato de conserva vegetal. Existe una amplia gama de estos productos como son los espárragos, alcachofas, judías, etc., que se encuentran cubiertos de una salmuera, mientras que ciertas frutas están sumergidas en almíbar (melocotón, pera, etc.) o en su jugo (piña). El proceso de elaboración consiste en la preparación del producto entero o troceado que es escaldado y/o pelado para posteriormente ser introducido en envases metálicos, de vidrio o en menor medida de plásticos termorresistentes. Finalmente, aunque no se refleja en la etiqueta, las conservas son sometidas, según convenga, a un tratamiento de pasteurización o de esterilización térmica para garantizar las condiciones de conservación apropiadas, por lo que se comercializan a temperatura ambiente. La ventaja de realizar estos tratamientos radica en que las altas temperaturas aseguran la inhibición o destrucción de las formas microbianas alterantes de los alimentos. Sin embargo, esto también provoca una alteración en las características del alimento. De hecho, los consumidores de este tipo de productos son capaces de diferenciar las conservas de las frutas y hortalizas frescas cuando las toman. La textura del producto varía considerablemente, además los tratamientos térmicos implican pérdidas de ciertos nutrientes y de algunos compuestos saludables como vitaminas y aminoácidos esenciales.

De cualquier modo, las conservas vegetales son una buena opción de compra, pudiéndose lograr unos platos gastronómicos verdaderamente interesantes y de una forma rápida y de fácil preparación. De hecho, al estar tratado térmicamente el envase, no precisa de muchos aditivos alimentarios para la conservación del producto, sobre todo cuando la conserva está esterilizada. Suelen contener una baja cantidad de sal y simplemente algún conservante y antioxidante. Por ejemplo, un envase de tomate entero pelado contiene lo siguiente: *«Ingredientes: tomates 99,4%, sal, acidulante: ácido cítrico»*. La menestra de verdura incluye los siguientes ingredientes: *«Ingredientes: guisantes, alcachofas, espárragos, judías verdes, zanahorias, champiñón, agua, sal y antioxidantes: ácido ascórbico»*. Unos guisantes contienen: *«Ingredientes: guisantes, agua y sal»*. Otras verduras en conserva son más sensibles al ablandamiento que se produce tras la esterilización por lo que suelen añadirle un endurecedor del producto como es el cloruro cálcico (E-509). Destacamos que una vez abierto el envase, debemos consumir el producto inmediatamente. De hecho, los fabricantes suelen incluir en la etiqueta: «*Una vez abierto, mantener en refrigeración y consumir en las siguientes 48 horas*».

Los productos vegetales también pueden ser comercializados congelados y ultracongelados. Para ello las industrias emplean vegetales frescos que son sometidos a operaciones genéricas de lavado, selección, escaldado y congelación. En los supermercados encontramos una amplia gama de estos tipos de productos envasados en bolsas de plástico y cajas de cartón que contienen hortalizas enteras, peladas, troceadas o una mezcla de ellas. Este tipo de conserva no está tan extendida en frutas.

Los consumidores debemos estar tranquilos respecto a este tipo de alimentos, siempre y cuando realicemos una correcta conservación y manipulación de los mismos. Recordad, conservadlos apropiadamente, comprobad la fecha de caducidad y no lo consumáis cuando esta haya vencido. Además, una vez abierto el envase que contiene el alimento, conservadlo en frío o consumid el producto inmediatamente.

Las frutas y hortalizas son en general productos con abundante agua, presentan textura blanda y carnosa con un bajo porcentaje en grasa y proteínas y tienen un bajo poder calórico. Como excepción destacaremos que el aguacate o el coco que pueden superar el 30% de grasas. Las frutas contienen carbohidratos simples como fructosa, sacarosa o glucosa que aportan el sabor dulce característico. Ambos alimentos destacan por su aporte en vitamina C, A o Beta-carotenos, minerales como potasio y magnesio y son fuente en fibra. Contienen una alta cantidad de compuestos bioactivos (fitoquímicos) con importantes propiedades beneficiosas para la salud.

Existen varias campañas oficiales que potencian el consumo de estos productos por sus magníficas propiedades con el objeto de reducir o prevenir enfermedades entre la población. Se recomienda consumir como mínimo 400 g diarios de frutas y hortalizas. Para estimular el consumo entre los más pequeños se ha creado el programa de '*5 al día*' que consiste en comer 5 raciones al día de estos productos.

Legumbres secas

De pequeños, comer legumbres era una faena ¿verdad? Al menos para mí. 'Anda, termínate esas lentejas que hay que comer hierro' me decían. No me parecía que el hierro fuera un ingrediente muy sugerente, la verdad. Sentimientos parecidos experimentaba cuando el menú contenía garbanzos o judías como primer plato. Sin embargo, el paso del tiempo ha convertido los pucheros de legumbres en mis platos invernales preferidos, haciéndoseme la boca agua ante unas lentejas con verduras y chorizo, unos garbanzos con pringá o la fabada asturiana. ¡Ay la fabada!...esas judías con compango que junto a un vaso de sidra bien escanciado te trasladan a la bella Asturias, pequeño paraíso norteño donde las verdes montañas, el mar y los viejos hórreos inspiran una de las gastronomías más deliciosas y suculentas de nuestro país.

Aunque las legumbres son hortalizas, y de estas ya hemos hablado, vamos a dedicarle este capítulo por la importancia que cobran en la pirámide alimentaria. En la dieta mediterránea las legumbres siempre han tenido su sitio, especialmente en épocas de crisis, como la posguerra. Pero la preocupación por comer sano, y el aumento de robots de cocina en los hogares, facilita la elaboración de ciertos platos, y también contribuyen a que estos alimentos estén siempre en auge, formando casi siempre parte de nuestra cesta de la compra. Además, su precio es muy asequible.

Las legumbres son los frutos comestibles que se encuentran en las vainas de las plantas leguminosas. Disponemos de una gran variedad de ellas como por ejemplo lentejas, garbanzos, habas, judías o guisantes. Algunas grandes superficies, por cuestiones económicas, importan estos productos de otros países como Canadá, Argentina, Estados Unidos o México. Esto es un hecho que desconocemos los consumidores por lo que es conveniente mirar la etiqueta y verificar su procedencia ya que muchas de ellas viajan miles de kilómetros antes de servirse en nuestros platos. Normalmente, después de haber mirado la etiqueta verificamos que han sido envasadas en alguna localidad de España: «*Envasado por: Legumbres S.A. Ctra. Nacional, Km 4, León (España)*», ya no nos fijamos en el origen, dando por hecho que nuestro país es el lugar de procedencia del producto. En parte se debe también al marketing que hace resaltar más el nombre de España en la etiqueta, posicionando el origen en otro lugar, por ejemplo junto con el lote y fecha de envasado, «*Origen EE.UU.*». Debemos apostar por los productos de nuestra tierra, puesto que es un modo de apoyar a nuestros agricultores y productores en general.

Al ser productos secos se conservan muy bien, por lo que presentan una vida útil más prolongada. Es aconsejable seguir la recomendación «*Conservar en lugar fresco, seco y oscuro*», lo que significa que hay que almacenarlos protegidos del calor, no les debe dar la luz directa y el ambiente no debe estar húmedo. No obstante, una buena opción de almacenaje son los envases herméticos. En el caso de las legumbres secas se suele indicar «*Fecha de consumo preferente*», por lo que pasado el tiempo marcado en la etiqueta, el alimento simplemente ha podido perder algunas de sus cualidades. Es decir, si consumes legumbres 'viejas' es posible que hayan perdido un mínimo porcentaje de humedad por lo que quedarán duras por mucho que las remojes o las cocines en la olla exprés.

Normalmente los envases proporcionarán a los consumidores una serie de consejos. Nos recomiendan remojar en agua las legumbres unas 10-12 horas antes de su cocinado, con la excepción de las lentejas. Siguiendo esta recomendación conseguimos que estos alimentos, como garbanzos y judías, se ablanden en menor tiempo durante la cocción. Otra ventaja que nos otorga esta práctica es que ciertos compuestos de las legumbres que pudieran causar gases pasan al agua, evitando así su ingesta y las incómodas flatulencias que estos causan.

El tiempo de cocción viene mencionado entre los consejos de preparación que muestra la etiqueta en función del recipiente en el que se cocine, normal o exprés, y según el tipo de agua que vayamos a utilizar en la cocción, que puede ser dura o blanda. La dureza del agua depende del contenido en carbonato cálcico que contenga. Por ejemplo, si alrededor de los grifos de nuestra casa se forma cal, es un indicativo de que la dureza del agua de nuestra ciudad es dura o muy dura. Esto no significa que no sea adecuado remojar o cocer las legumbres en aguas duras, sino que se necesitará más tiempo para su cocinado ya que podrían quedar más duras o enteras que cuando se cocinan con aguas blandas. Por ejemplo, el industrial nos recomendará cocinar unos garbanzos durante 90 minutos en una olla exprés con agua dura y tan solo 60 minutos en el caso de que lo hagamos en agua blanda. El calcio que contiene el agua, se une a las paredes celulares del alimento formando estructuras que aumentan la dureza del mismo. No obstante, estos datos son orientativos, de hecho también nos recalcan que *«La dureza del agua e ingredientes puede alterar el resultado. Comprobar antes de dar por finalizada la cocción. Es un producto de origen vegetal, su naturaleza puede alterar su comportamiento»*. La solución para conseguir un alimento bien cocinado sería seguir correctamente las indicaciones que se muestran en la etiqueta o simplemente utilizando agua de mineralización débil con bajo contenido en calcio en caso de desconocer el nivel de dureza del agua de nuestra casa.

Otro detalle que observaremos en los envases de las legumbres es la categoría asignada al producto que está relacionada directamente con su calidad, y por lo tanto, es interesante para nuestro conocimiento. La máxima calidad se corresponde con la *«Categoría extra»*. Estas legumbres se caracterizan por no presentar defectos. No contienen impurezas y tienen una forma y color homogéneo. En segundo lugar, está la *«Categoría I»*. Estas pueden tener algunos defectos que no alteran sus características nutritivas ni influyen en la conservación del producto. La tercera y última es la *«Categoría II»* que implica que habrá más frutos defectuosos que en las categorías anteriores, aunque cumplen con los mínimos requisitos de calidad necesarios para su comercialización.

El alto contenido en proteínas de las legumbres es quizás uno de los aspectos más destacables de su composición nutricional. Mientras que los garbanzos contienen un 21% de proteínas, las lentejas un 24% y las judías un 22%, la soja posee un 35%. Lo que más llama la atención es que contienen más proteínas que la carne. Si, por ejemplo, lo comparamos con el contenido en proteínas de un filete de ternera, observaremos que este último contiene un 20%, quedando por debajo de cualquiera de las legumbres antes mencionadas. También destacamos que son ricas en fibra. Las lentejas poseen un 11%, los garbanzos un 15% y las judías un 23%. Por regla general, las legumbres no tienen mucha grasa, alrededor del 3%, y las que poseen son saludables. Por lo tanto, las legumbres son de consumo recomendable por ser, además de lo dicho, una gran fuente de nutrientes, como minerales, hierro, zinc, magnesio y también vitaminas.

También hay que destacar que estos productos son además una fuente importante en hidratos de carbono. Por lo tanto, nos proveerán de energía siendo este su ranking de mayor a menor según esta aportación: soja, garbanzos, lentejas y judías. Así que no se debe tener ningún tipo de prejuicio con este alimento por ser un producto que engorde ya que hay que tener en cuenta que las legumbres tienen un alto contenido en fibra y otros beneficios ya nombrados que contrarrestan su poder calórico. No obstante, es conveniente alternar el tipo de legumbres que comemos, y si nos preocupan las calorías, simplemente debemos modular las cantidades y tener cuidado con los ingredientes que elegimos para cocinarlas.

Carnes

Cuanto más civilizadas son las culturas, más respeto y afección desarrollamos los seres humanos por los animales, hasta el punto de crear corrientes alimentarias en las que no se admite ningún tipo de criatura que no sea de origen vegetal en el menú. Pero en general nuestra especie es omnívora y, al igual que otras especies carnívoras, hemos estado ligados a la caza para saciar nuestro apetito desde el principio de nuestros días. En el Neolítico, cuando el Homo sapiens pasó de ser nómada a sedentario, la producción ganadera comenzó a cubrir el abastecimiento de carne entre las poblaciones. La cabra, la oveja, el cerdo, la vaca y los caballos son algunos de los animales que el hombre comenzó a domesticar creando razas distintas a las originarias salvajes. En España podemos presumir de razas merinas, vacunas y porcinas de gran valor, como es la del cerdo ibérico criado en las dehesas del suroeste y alimentado por el fruto de la encina, la bellota, dando lugar a conocidas piezas como la presa, la pluma o el secreto, esa pieza que dicen, se quedaban para ellos, los trabajadores del campo, por ser particularmente exquisita.

La carne está muy valorada por los consumidores debido a que es un alimento rico y fácil de incorporar en la dieta por su gran versatilidad. Esta, al igual que cualquier otro producto alimentario, contiene información útil que servirá de referencia para los consumidores que realizan la compra. Este contenido aparecerá de forma visible en los carteles informativos del producto o por el contrario se encontrará en el material dónde se ha envasado.

A grandes rasgos, y antes de profundizar en el etiquetado de estos productos, vamos a aglutinar los diferentes tipos de carnes en dos categorías: las rojas y las blancas.

Las carnes rojas son, en general, aquellas que provienen de mamíferos adultos como las vacas, cerdos, caballos, ovejas o ciervos. El color característico rojo que encontramos en este tipo de carne es consecuencia de la presencia de la pigmentación de una proteína que tienen estos mamíferos en su musculatura llamada mioglobina. Las costillas, filetes y bistecs de vaca y ternera son ejemplos característicos de las carnes rojas que podemos localizar en los supermercados. Destacaremos también que en los últimos años los consumidores hemos empezado a apreciar la carne de reses procedentes de Japón como las de Kobe y Wagyu.

Por otro lado, las carnes blancas se caracterizan por contener poca cantidad de mioglobina en sus fibras musculares. Las más consumidas provienen de aves y no mamíferos, como el pollo que es quizás la más representativa, seguida de la carne de pavo.

Una vez conocidos los tipos de carnes que tenemos en el mercado, uno de los primeros aspectos en el que debemos fijarnos al consultar el etiquetado es la denominación del producto (*Figura 6*). De hecho existe una gran variedad de denominaciones dependiendo de la pieza. Junto a la denominación, se puede reflejar si se han aplicado condiciones físicas o tratamientos al producto final, como por ejemplo haber sido procesadas en polvo, liofilizadas, ultracongeladas, concentradas o ahumadas. Así, tendremos denominaciones muy variadas que aparecen en el frontal del envase como son: «*Chuletón de vacuno corte*», «*Chuletas de cordero*», «*Filete de vacuno*» o «*Chuletas de buey ultracongeladas*». También aparece información relativa a la cantidad neta, precio kilo o peso neto, importe total, razón social y dirección del operador y el número de registro sanitario.

Cuando los consumidores hacemos la compra nos interesa conocer el origen de la carne que queremos adquirir, sobre todo debido a hechos como el de la crisis vivida con el ganado bovino en Gran Bretaña con motivo de la encefalopatía espongiforme, 'vacas locas', que hizo aumentar una alarma social respecto a la ingestión de carne en mal estado o que pudiera ocasionar problemas para la salud humana.

Aunque los animales pueden pasar las distintas etapas de su vida, como nacimiento, cría, engorde, etc. en diferentes lugares, se entiende legalmente como el país de origen de la carne el sitio donde se ha realizado la última transformación importante en el alimento. En el ejemplo de la *Figura 6* se observa claramente que el animal de donde procede la pieza comercial nace, se cría, se sacrifica y se despieza en el Reino Unido, «*UK*». Por el contrario, si un animal nace en Inglaterra y pasa el primer ciclo de su vida allí y después es vendido para ser criado durante el resto de su vida en España, en la etiqueta aparecerá: «*Origen: España*». Por lo tanto, la mención del origen geográfico de las piezas puestas a la venta aparece reflejada tanto en los productos envasados como en las carnes frescas de vacuno, cerdo, ovino, caprino y aves de corral que se venden a granel.

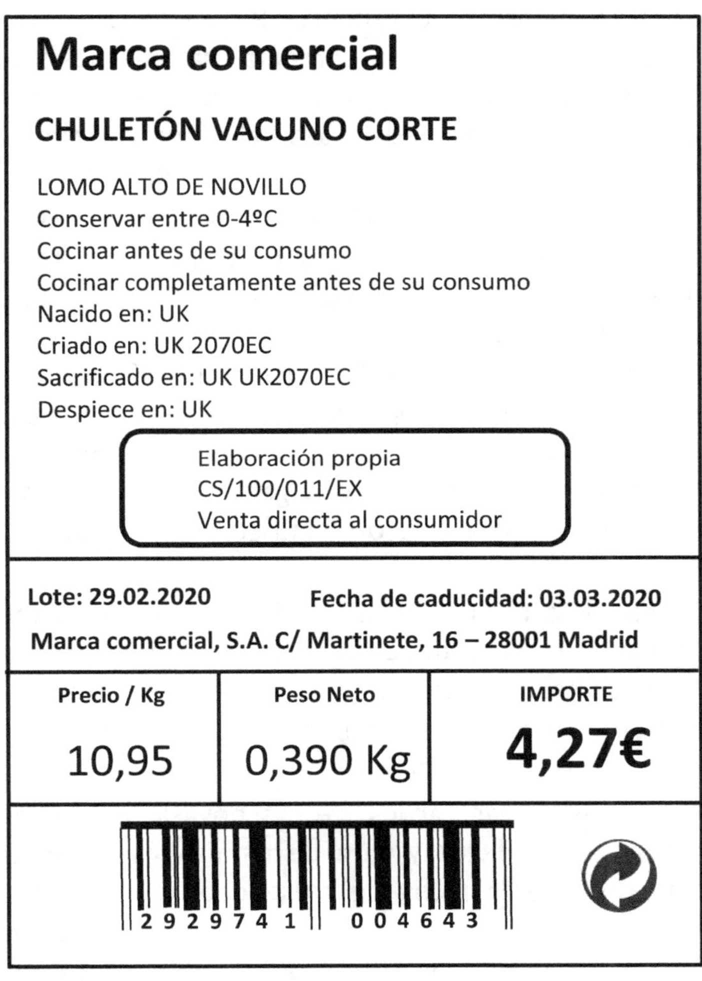

Figura 6. Etiqueta de una carne fresca envasada.

Así, la indicación del origen de la carne en el etiquetado es un aspecto que nos da seguridad en la compra. Y para ello, en la etiqueta viene reflejado dónde se ha criado el animal durante el periodo más representativo del ciclo de crecimiento del mismo, pudiendo observar la siguiente mención en la etiqueta «*Criado en...*» más el país de cría. Además se indica el lugar de sacrificio, «*Sacrificado en...*» más el país dónde se haya realizado el sacrificio. En ocasiones, el lugar de cría y de sacrificio es el mismo, por lo que aparece el origen más el país, por ejemplo «*Origen: España*» (*Figura 6*).

Esta información respecto al país donde se ha criado el animal y el lugar de sacrificio, junto con el número de lote de la carne suministrada es fundamental para realizar una correcta trazabilidad desde el campo hasta el supermercado. De este modo, en caso de detectarse cualquier anomalía en algún lote, se puede trazar el itinerario que ha seguido el alimento desde cualquier etapa de la cadena de producción y distribución del mismo hasta los lineales de los supermercados.

Para el caso concreto de la carne de vacuno se indica en el etiquetado la mención al país de nacimiento, «*Nacido en…*» o «*País de nacimiento…*», y el lugar donde se haya producido el despiece del animal, «*Despiece en…*». Al lado del lugar de sacrificio o de despiece de las canales de los animales, se destaca el número de autorización sanitaria que le corresponde con una identificación de control del matadero y de la sala de despiece que garantiza la normativa de calidad de las instalaciones. En el ejemplo de la *Figura 6* corresponde al número 2070EC.

Para el resto de carnes, la inclusión del país de nacimiento del animal no es obligatoria en el etiquetado. Aun así, en ocasiones en ciertos alimentos se hace esta mención de forma complementaria. Sin embargo, lo que realmente nos interesa saber a los consumidores es el lugar donde se han criado los animales.

En las etiquetas de las carnes frescas envasadas, debido a que son productos muy perecederos y para disminuir riesgos en la salud de la población, se muestra la fecha de caducidad, en lugar de la fecha de consumo preferente. Además, en las etiquetas suelen hacer alguna recomendación respecto a las condiciones óptimas de conservación tal como se indica a continuación: «*Conservación entre 0 y 5 °C* », o a su utilización: «*Cocinar antes de su consumo*» o «*Cocinar completamente antes de su consumo*», o su modo de empleo: «*Una vez abierto, consumir en 3 días*».

Por otro lado hay que destacar que la carne a veces se utiliza como materia prima para la elaboración de distintos derivados cárnicos a los que se les adicionan diferentes ingredientes durante el proceso de elaboración. Para ello, los productos cárnicos, carne y/o grasa son picados o troceados y se mezclan con aditivos alimentarios como nitritos, colorantes, antioxidantes, etc. y/o especias vegetales como ajo, pimienta, perejil, sal o pimentón, entre otras. Estos alimentos preparados son de elaboración sencilla moldeándose o envasándose según el tipo de producto a elaborar. Se suelen conservar refrigerados porque presentan una durabilidad limitada. Entre estos productos se encuentran las hamburguesas, pinchitos, salchichas, albóndigas, etc.

Es por ello que la información que aparece en el etiquetado de estos alimentos transformados y envasados es mucho más compleja que la de la carne fresca. Si nos fijamos en la lista de ingredientes de la etiqueta de un *«Preparado de carne picada de vacuno y cerdo»*, observaremos que además de la carne, hay otros condimentos añadidos, como por ejemplo: *«Carne de cerdo (57%), carne de vacuno (38%), agua, sal, extractos naturales de fermentación, antioxidante: ascórbico sódico, extractos de especias, especias y extractos vegetales»*. En este caso, observamos que estamos comprando un 95% de carne mixta entre cerdo y vacuno y el resto, un 5%, son añadidos de la receta. En otros alimentos, como la *«Hamburguesa de vacuno»*, el porcentaje de carne suele ser menor, un 77-82% aumentando el porcentaje del resto de ingredientes entre los que se encuentran azúcares, especias, almidón vegetal, extrusado de maíz, conservantes, antioxidantes, etc. Por todo ello, es importante que los consumidores nos fijemos en la lista de ingredientes, y en el caso de no estar seguros de lo que estamos comprando, podemos acudir directamente al estante de la carnicería y pedir al carnicero, por ejemplo, que nos pique la carne que nosotros queramos. De este modo evitaremos la ingesta de conservantes y antioxidantes sintéticos, y estaremos consumiendo exclusivamente carne 100% natural.

Es importante también fijarse en el país de origen del alimento cárnico preparado, aspecto importante para la elección de una buena compra. Si el alimento es producido íntegramente en un país, se indica *«Producido en: España»*. Sin embargo, para aquellos alimentos preparados constituidos por más de un ingrediente de distinta procedencia geográfica, en la etiqueta se refleja el país de origen del ingrediente primario, es decir, aquel que representa más del 50% del alimento.

La posible presencia de determinados alérgenos la podemos comprobar en la etiqueta, donde se indica, por ejemplo, *«Puede contener trazas de soja»*. También pueden indicar gráficamente qué contiene o qué no, por ejemplo: *«Sin gluten»*, *«Sin lactosa»* y *«Sin conservantes»*. Los consumidores, sobre todos aquellos con problemas de alergias o intolerancias alimenticias, deben fijarse bien en estas menciones.

Otro aspecto al que los consumidores debemos prestar especial atención son las indicaciones respecto a las condiciones especiales de conservación del alimento, ya que en caso de no seguirlas podíamos incurrir en un peligro para nuestra salud y la de nuestras familias. Para evitar esto los preparados cárnicos, como la «*Hamburguesa de vacuno*», suelen indicar que se debe «*Conservar entre 0 y 4°C*» o que «*Una vez abierto consumir en 48 horas*». En cuanto al modo de empleo, recomiendan «*Cocinar completamente antes de su consumo*». Incluso se indica si el producto ha sido sometido a algún tratamiento de conservación durante el envasado, como «*Envasado en atmósfera protectora*». De este modo se consigue que el producto adquiera una vida útil más prolongada. Finalmente se indicará en la etiqueta el contenido nutricional del alimento del mismo modo que en cualquier otro alimento preparado.

Hoy en día las industrias tienen una tecnología de vanguardia que les permiten someter a las carnes a un proceso de congelación ultrarrápida. Sin embargo, tenemos que considerar que tras congelar y posteriormente descongelar el producto, se limita su uso posterior ya que puede tener efectos sobre la calidad y seguridad del alimento. Es un aspecto que se refleja con la mención «*descongelado*». Además, para la carne y preparados cárnicos congelados se indica la fecha de congelación donde aparece la expresión «*Congelado en...*» acompañada de la fecha (día, mes y año) o una referencia al lugar de la etiqueta donde esta se indica.

Respecto a las propiedades de la carne, la de cerdo es la que más grasa saturada contiene, por lo que lo ideal es comer variado y seguir una dieta equilibrada. También hay que tener en cuenta que la presencia de grasas es diferente dependiendo de la parte del animal que se ingiera. Si consumimos una carne de ternera o cerdo procedente del espinazo del animal, será mucho más magra que si consumimos costillas o unas alitas de pollo con piel.

Las carnes más magras son las procedentes de la caza, como el jabalí, conejo, liebre, etc. Estos animales salvajes presentan mayor proporción de músculo y menos contenido en grasa por su intensa actividad física diaria.

La composición de la carne está formada por proteínas, aminoácidos esenciales, vitaminas y minerales como el hierro que se encuentra en mayor proporción en las carnes rojas. En general presentan alto contenido en potasio, magnesio y fósforo y entre las vitaminas el ácido fólico y vitamina B12 son las más destacadas. Por lo tanto, la carne es buena para formar estructuras en el organismo, además es necesaria para prevenir déficits de ciertos nutrientes.

Pescados

Siendo yo de Málaga, no podré decir que no me gusta el pescado. Cada vez que regreso a mi tierra, normalmente en verano, no me escuece hacer cola para coger mesa en los bares y chiringuitos que tan rico hacen el pescaíto frito. Cazón, puntillitas, rosada, boquerones, conchas finas o los jugosos espetos de calamar o de sardina que pinchan en aquellas barcas varadas junto a los chiringuitos y que con el aroma de la leña quemada abren el apetito a los transeúntes del paseo marítimo. Todo un ritual, el del pescado en la costa. Y qué decir de la dura profesión de los pescadores, que antes de que amanezca salen a faenar a la mar en aguas amigas o adversas para traernos esos deliciosos manjares, los peces.

Hoy en día tenemos la fortuna de poder consumir pescado fresco independientemente de vivir o no en zonas costeras. Podemos diferenciar comercialmente dos tipos distintos de pescados, esto es, blancos y azules. La diferencia entre ambos radica sobre todo en la proporción de grasas que contiene.

Cuando hablamos de pescado azul nos referimos a aquel con más de un 5% de grasa en su carne, que es lo que le proporciona el característico tono que poseen el salmón, la caballa, el atún, la sardina, el pez espada, etc. Por otro lado, el pescado blanco contiene menor contenido graso en su carne por lo que son menos nutritivos. La merluza, lenguado, rape, gallo, rodaballo o el bacalao son ejemplos de pescados blancos.

Los moluscos, crustáceos y algas son también alimentos procedentes de la actividad acuícola. Los moluscos son principalmente marinos, tienen un cuerpo blando y entre ellos están los bivalvos (almejas, berberecho, mejillón, etc.), cefalópodos como el calamar, pulpo o sepia y los gasterópodos como el bígaro. Estos animales son criados con mayor facilidad en acuicultura. Los crustáceos presentan un gran número de patas y un caparazón duro. Entre los más destacados encontramos bogavante, langosta, cigala, gamba, langostino, centollo, nécora, cangrejo de mar, percebe, etc. Finalmente, también tenemos en este grupo las algas que presentan gran diversidad, como las verdes, rojas o pardas. Entre las comestibles más destacadas están la lechuga de mar, agar-agar, espagueti de mar, etc.

Si observamos los envases nos damos cuenta de que al igual que ocurre en otros productos alimentarios, en la parte superior de la etiqueta aparece en letra de mayor tamaño la denominación comercial del alimento. Por ejemplo, «*Filete de Bacalao*» (*Figura 7*) o «*Escalope de salmón*». Además, también se indica el nombre científico de la especie, que en el caso de estos sería «*Gadus morhua*» o «*Salmo salar*». Este aspecto es muy interesante para los consumidores ya que en ocasiones ciertos nombres comerciales pueden inducir a error. Así, debemos preguntarnos si realmente debemos conocer los nombres científicos de todos los pescados. La respuesta es que es conveniente familiarizarse con ellos ya que el nombre común puede variar de unos lugares a otros, causando cierta confusión entre los consumidores, sin embargo, el científico no cambia nunca.

Hoy en día existe una cierta polémica respecto al pescado que consumimos en restaurantes. Cuando pedimos merluza del Cantábrico, ¿es eso lo que nos sirven o la procedencia de este pescado es de otros países? Este '*fraude*' realmente sólo afecta a la economía de los consumidores, no a la salud. Para esta cuestión, cuando compramos pescado en los lineales de los supermercados, saber leer correctamente las etiquetas soluciona este gran interrogante, ya que nos proporcionará información para poder realizar una compra más acertada.

Profundizando en la etiqueta del pescado fresco sin transformar, observaremos si este ha sido o no congelado y descongelado para su puesta a la venta. Esto es importante para saber si estamos consumiendo o no pescado fresco. Así, podremos encontrar frases que nos digan «*Producto descongelado, no volver a congelar*» (*Figura 7*). Esta información debe indicarse también en los carteles de venta. Por cuestiones lógicas de seguridad alimentaria, un alimento no debe ser congelado una vez haya sido descongelado con anterioridad, por tanto si compramos un pescado en estas condiciones, debemos saberlo ya que este alimento deberá ser consumido inmediatamente. Además hay que tener en cuenta que las características de sabor, textura, color y aromas van a variar mucho al congelar y descongelar un alimento respecto al producto original.

The label box (Figura 7) contains the following text:

Marca comercial

FILETE BACALAO

Filete
Conservar entre 0-4ºC
Producto descongelado, no volver a congelar
Cocinar completamente antes de su consumo
Gadus morhua
Capturado en: Atlántico nordeste FA027 Rusia
Extractiva: Redes de arrastre

Ingredientes: Bacalao, agua, sal, acidulante E330, corrector
acidez y estabilizante E331, sustancias aromatizantes.
Puede contener trazas de moluscos.

Lote: 04.01.2020   Fecha de caducidad: 06.01.2020

Marca comercial, S.A. C/ Martinete, 16 – 28001 Madrid

Precio / Kg	Peso Neto	IMPORTE
9,75	0,278 Kg	**2,71€**

Figura 7. Etiqueta de un pescado fresco envasado.

Otro aspecto curioso sobre la información de las etiquetas es la indicación del método de producción utilizado: «*Capturado en…*» o «*Capturado en agua dulce*» o «*De cría*». También se indica la procedencia del pescado, es decir, el lugar exacto en el que se capturó, «*Capturado. Atlántico nordeste*», o si por lo contrario este ha sido criado mediante la técnica de la acuicultura, mostrándose también el país de producción, «*Acuicultura. Mar Mediterráneo*». Incluso en ocasiones, como se observa en el ejemplo de la *Figura 7*, se detalla un código numérico que muestra el área exacta de la captura. Toda esta información es importante para la decisión final de nuestra compra. Hoy en día algunos consumidores prefieren consumir pescado salvaje al criado en piscifactorías. La procedencia en este caso no es realmente relevante en cuanto a la salud ya que el pescado de piscifactorías cumple con todos los requisitos sanitarios, y las características organolépticas difieren sólo parcialmente del pescado fresco salvaje, por lo que es una buena opción de compra.

El arte de pesca que se utiliza para la captura del pescado también se incluye en la etiqueta de estos productos. Los consumidores no somos expertos en diferenciar artes de pesca, sin embargo es interesante conocer que la *«Pesca de arrastre»* consiste en recoger del fondo marino todas las especies que se encuentren en su trayectoria, causando un mayor impacto en la fauna que no es objeto de pesca. En este caso, encontraremos en las etiquetas *«Redes de arrastre»* (*Figura 7*). Existen otros tipos de artes de pesca para la captura de pescado como son *«Redes de cerco y redes izadas»*, *«Redes de tiro»*, *«Redes de enmalle»*, *«Sedal y anzuelo»*, *«Nasas y trampas»*, etc. Muchas veces nos venden con garantías artes de pesca e incluso marisqueo realizados de una manera artesanal y sostenible. En los animales criados en piscifactorías no aparece el tipo de arte de pesca utilizado. En ocasiones también pueden detallar la siguiente mención: *«Criado en Noruega»* o *«De cría en Noruega»*, esto significa que son criados en piscifactorías de Noruega.

Al igual que ocurre con los productos cárnicos, el origen del pescado es una información imprescindible para el conocimiento de los consumidores. Debemos saber si este se ha capturado en España o en otros países. En verano, cuando estamos en la playa, es muy habitual consumir 'pescado fresco', pero con cierta frecuencia lo que consumimos en bares, restaurantes o lo que compramos en los supermercados, no es de temporada. El bacalao, lenguado o el atún rojo son presas que se capturan en invierno, por lo que si los compras en el mercado en época estival, lo más probable es que su procedencia sea de otros países o que sean nacionales pero congelados. Sin embargo, otros pescados pueden consumirse tanto frescos como congelados durante todo el año porque proceden de piscifactorías, como es el caso del salmón, rape, trucha, lubina o dorada. Simplemente debes mirar la etiqueta para conocer su procedencia. En cualquier caso, no hay que demonizar el pescado que ha sido congelado. Tengamos en cuenta que esto es una ventaja en cuanto a la presencia de *Anisaki*, ya que a menos que cocinemos el producto fresco a 60 °C este parásito sobrevivirá pudiendo causarnos graves problemas gastrointestinales y provocar *anisakiasis*, una alteración digestiva y alérgica que podría acompañarnos de por vida. Así que, congelando el pescado a una temperatura inferior a los 20 °C durante varios días conseguimos que este pérfido bichito no sobreviva.

El resto de información que aparece en la etiqueta equivale a la encontrada en cualquier otro producto alimenticio. Es importante ver la fecha de consumo preferente o fecha de caducidad. Como se ha comentado en capítulos anteriores, en los productos que sean muy perecederos, como el pescado, se muestra en el envase de la etiqueta la fecha de caducidad del mismo.

También se nos mostrará la cantidad neta de producto, en gramos o kilogramos. En el caso de que el pescado esté cubierto con algún líquido de gobierno, sobre todo cuando está congelado, también vendrá reflejado el peso neto escurrido. Respecto a las condiciones de conservación, se suelen indicar menciones de tipo: «*Conservar entre 0 y 4 °C*», y respecto a las condiciones de utilización recomiendan: «*Cocinar completamente antes de su consumo*» (*Figura 7*). El nombre o razón social y la dirección de la empresa, son aspectos que siempre se reflejan en las etiquetas. También se indicará en el envase si el alimento ha sido envasado en atmósfera protectora.

Además, en los pescados comercializados envasados, aparecerá el listado de ingredientes, ya que a algunos se les añaden aditivos antes de su comercialización. En tal caso se indica el listado de todos los ingredientes utilizados. Incluso vendrá reflejado si se ha añadido agua al alimento. Esto se realiza sobre todo cuando el pescado se comercializa en filetes o cortado en rodajas. En los ingredientes del ejemplo de la *Figura 7*, «*Filete de bacalao*», se incluyen los siguientes: «*Bacalao, agua, sal, acidulante E-330, corrector acidez, estabilizante E-331 y sustancias aromatizantes*». Por el contrario, el término «*Elaborado a partir de piezas de pescado*» se utiliza cuando tenemos una pieza entera, pero en realidad está constituida por una mezcla de pescados o surimi mezclada con aditivos alimentarios. Es el caso de los «*Sucedáneos de gulas*», «*Bocas/troncos/muslos de mar*» o los «*Palitos de cangrejo*» que están elaboradas con ciertos pescados prensados mezclados con aceites vegetales, almidón, proteína de soja, clara de huevo, aromas, potenciadores del sabor, etc.

El listado de alérgenos forma parte del etiquetado del alimento y siempre aparecerá de una forma destacada entre los ingredientes del envase. Solamente en el caso de que no haya lista de ingredientes, porque el producto esté constituido solamente por uno de ellos, se indicará la presencia de alérgenos mediante la siguiente mención: «*Contiene...*».

Finalmente, se indicará la información nutricional, en la que se incluye el valor energético, las cantidades de grasas, ácidos grasos saturados, carbohidratos, azúcares, proteínas y sal por cada 100 g. Como en otros alimentos, el pescado que no haya sufrido ninguna transformación y que solo esté constituido por un ingrediente no la incluirá en la etiqueta.

Los industriales también pueden mencionar ciertos aspectos complementarios de forma voluntaria. Es el caso de la indicación en el envase de la fecha de captura o de desembarque. Con esta información sabríamos si el pescado que estamos consumiendo es fresco o no, ya que si conocemos la fecha en la que el pescado desembarcó en el puerto, nos dará una idea de las horas o días que han transcurrido desde el desembarco y la venta al público. Sin embargo, como hemos comentado, esta indicación es voluntaria y los productores no la suelen incluir en el etiquetado. Para el caso de los moluscos bivalvos vivos, se incluye obligatoriamente la fecha de embalado en la que se indica el día y mes.

Saber diferenciar si un pescado es fresco o no a simple vista es también importante. Para ello prestaremos atención a zonas específicas del animal. En primer lugar, el pescado debe tener brillo ya que esto siempre es sinónimo de frescura. Las agallas deben tener un color rojizo, y nunca tonalidades oscuras o marrones. Lo ojos del animal deben dar la sensación de estar vivos y brillantes. Si están metidos hacia dentro es síntoma de que la pieza esta pasada. Otro aspecto importante es la dureza o firmeza del cuerpo del animal. El pescado debe estar firme o tieso ya que cuando ha pasado tiempo desde que fue capturado, el *rigor mortis* va decreciendo provocando que el animal se ablande.

En las pescaderías el pescado debe estar cubierto de hielo o sobre hielo colocado en una superficie con cierta inclinación que hace que los líquidos puedan fluir sin dificultad hacia abajo. Lo que ayuda a que disminuya el rápido deterioro del pescado es el hielo, de nada sirve añadir agua o pulverizar el pescado. Además, no es bueno que exista ninguna fuente de calor cerca debido a que esto podría provocar una rápida proliferación del crecimiento de microorganismos. Cuando compremos pescado en la pescadería es recomendable que lo evisceren con suma rapidez y posteriormente lavarlo completamente con abundante agua.

El pescado azul es característico por el alto contenido en ácidos grasos omega 3. Además contiene vitaminas D y E, y minerales como el magnesio, hierro, potasio y selenio. Mientras que el pescado blanco destaca por ser una fuente importante de nutrientes de fácil asimilación, como por ejemplo proteínas, vitaminas B y minerales tales como fósforo, calcio, hierro, yodo y cobre.

Los últimos estudios científicos apuntan a que los pescados azules, sobre todo los de gran tamaño, como el salmón o el atún, contienen metales pesados en sus carnes, como es el mercurio. Este elemento se encuentra naturalmente en la superficie terrestre, aumentando su exposición atmosférica por la actividad de los volcanes, erosión o por la mano del hombre, directamente relacionada con la combustión de carbón en centrales eléctricas, procesos industriales de extracción de residuos mineros, calefacciones, etc. El mercurio, una vez que se encuentra en el medio acuático, es transformado por bacterias antes de acumularse en peces y mariscos, sobre todo en los grandes depredadores. Por lo tanto, una de las vías de exposición humana a este elemento es mediante el consumo de estos ejemplares. Destacamos que al cocinar estos alimentos no se elimina el mercurio del interior. Este hecho hace que algunos consumidores hayan eliminado o disminuido el consumo de estos tipos de pescados en su dieta o que dirijan el consumo hacia peces más pequeños con el objeto de evitar ingerir este tóxico.

Huevos

Con cariño recuerdo un hobby que tuve de pequeño. Tuve la fortuna de vivir en el campo una temporada, en una finca llamada 'Santa Engracia', y como soy un amante de los animales, entre otros, crie gallinas. Las soltaba para que hicieran ejercicio y comieran bichitos y pasto. Me encantaba verlas corretear por la hierba mientras cacareaban. A veces yo mismo les cazaba insectos o les hacía un ensopado de pan y restos de comida que devoraban en segundos. Pero el momento más gratificante era cuando me asomaba al corral por la mañana y encontraba los huevos esparcidos por la paja, con ellos salían las tortillas más exquisitas del mundo. Las gallinas son grandes productoras. Y nos regalan uno de los alimentos más importantes de nuestra dieta, los huevos. Un sinfín de recetas se elaboran con ellos: bizcochos, galletas, merengues, tortillas, mayonesa, etc. Podemos tomarlos cocidos, revueltos, fritos...y encima son ricos en nutrientes. ¡Qué alimento tan generoso!

En los supermercados encontramos diversos tipos de huevos, con precios variados dependiendo de la forma en la cual las gallinas hayan sido criadas. Las granjas de huevos garantizan la trazabilidad hasta nuestros hogares mediante el control de todas las etapas del proceso productivo del alimento.

Los huevos suelen venir embalados en un envase seguro en el que deberíamos encontrar la etiqueta que proporciona diversa información, entre la que se encuentra la denominación del producto (*Figura 8*). Así, si se indica en el envase o en la etiqueta que son «*Huevos frescos*», significa que son aquellos comercializados en un periodo de 28 días desde que la gallina puso los huevos. En el caso de que se indique la denominación de «*Extrafrescos*», este periodo se reduce a 9 días.

En las etiquetas también aparece la fecha de consumo preferente, mes y año, y normalmente se incluye un consejo sobre su conservación con frases como «*Conservar refrigerados después de la compra*» tal y como observamos en la *Figura 8*. Otro aspecto importante en el etiquetado es la inclusión del número de unidades, que es obligatoria si el envase no permite ver o contar el número de huevos que hay en el interior. Los huevos en venta en el supermercado son de la «*Categoría A*» que son aquellos aptos para el consumo humano, ya que los de la «*Categoría B*» se destinan a otros fines en la industria alimentaria, como es pastelería, bollería, o por el contrario, son desechados por los posibles defectos que pudiera presentar o por no ser frescos.

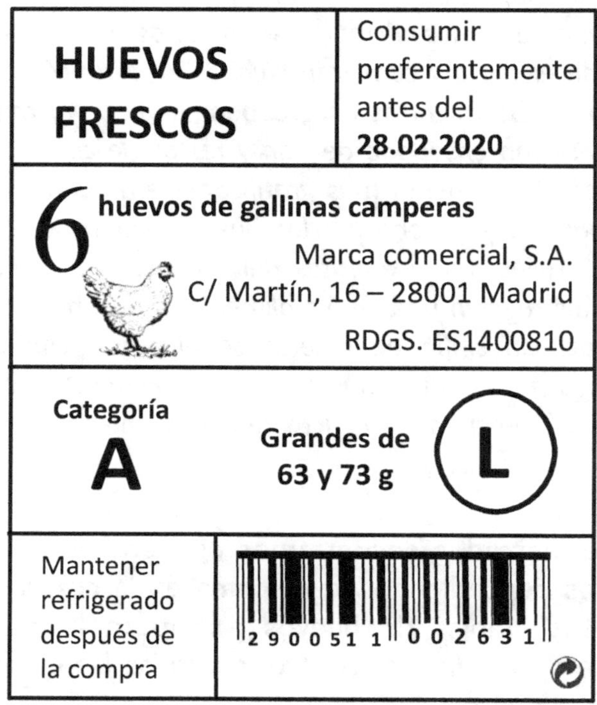

Figura 8. Etiqueta de un envase de huevos frescos.

Por otro lado, los huevos se clasifican en función del peso en gramos que tenga cada unidad. En este sentido encontramos huevos «*XL: Súper grandes*», «*L: Grandes*», «*M: Medianos*» y «*S: Pequeños*», con pesos que oscilan desde menos de 53 g, «*S*», hasta más de 73 g de peso, «*XL*». También se menciona la razón social de la empresa que ha realizado el embalaje de los huevos o bien quien los comercializa, junto con el código del centro de embalaje de los mismos. Hay que destacar que en el envase de estos alimentos no es obligatorio incorporar información nutricional ya que son productos no transformados y constituidos por un solo ingrediente. Otra información adicional que puede aparecer en el etiquetado es el valor energético, el tipo de alimentación que han recibido las gallinas, la fecha de puesta, etc.

En el etiquetado del envase, y en la cáscara del propio huevo, hay un código numérico que nos proporciona información del modo en el que se han criado las gallinas, esto es, en jaulas, en el suelo, en el campo o mediante un sistema de agricultura ecológica (*Figura 9*). Por lo tanto, si coges un huevo y miras el código de identificación que aparece en la cáscara, este te va a desvelar tres aspectos fundamentales. El primer dígito proporciona información sobre la forma de cría de las gallinas que se numera del 0 al 3. El 0 corresponde a huevos de producción ecológica, mientras que el código 1 es para gallinas camperas con acceso al aire libre. El código 2 es para gallinas criadas en el suelo, pero sin acceso al aire libre, y el código 3 se emplea para informar que las gallinas fueron criadas en jaulas. Posteriormente encontraremos el código del Estado miembro de dónde proceden los huevos, así, «*ES*» sería para España, «*FR*» para Francia, etc. El resto de cifras pertenecen a la identificación de la granja o del establecimiento donde se han producido los huevos y la referencia a la provincia (01: Ávila; 06: Badajoz; 49: Zamora, etc.), municipio y zona de la explotación avícola.

Por lo tanto, cuando vayamos a comprar huevos tenemos que tener en consideración los criterios éticos y/o científicos para tomar la correcta decisión de compra ya que respecto a las características nutritivas, no existen diferencias significativas entre los distintos tipos que venden en los supermercados. Ahora bien, el color de la yema es uno de los aspectos que el consumidor valora como una característica positiva respecto a su mejor sabor y calidad. En general, la yema de huevo suele variar de color y esto es debido a la alimentación de las gallinas. Los huevos de aquellas aves que tienen una dieta basada en insectos o pastos tienen yemas de colores más intensos. Como ya sabemos, los productos naturales son siempre la mejor apuesta para los consumidores.

Muchas personas creen que el color de la cáscara del huevo influye en las características y propiedades saludables de los mismos debido a la diferencia de precios que existe según su color. Esto no es así, la diferencia de precios es debida a que la raza de gallina que produce huevos de color marrón, suelen ser animales de mayor tamaño, que requieren de un mayor aporte en alimentación implicando esto un mayor gasto para el productor. Por lo tanto, esta es la única razón por la que su precio es superior.

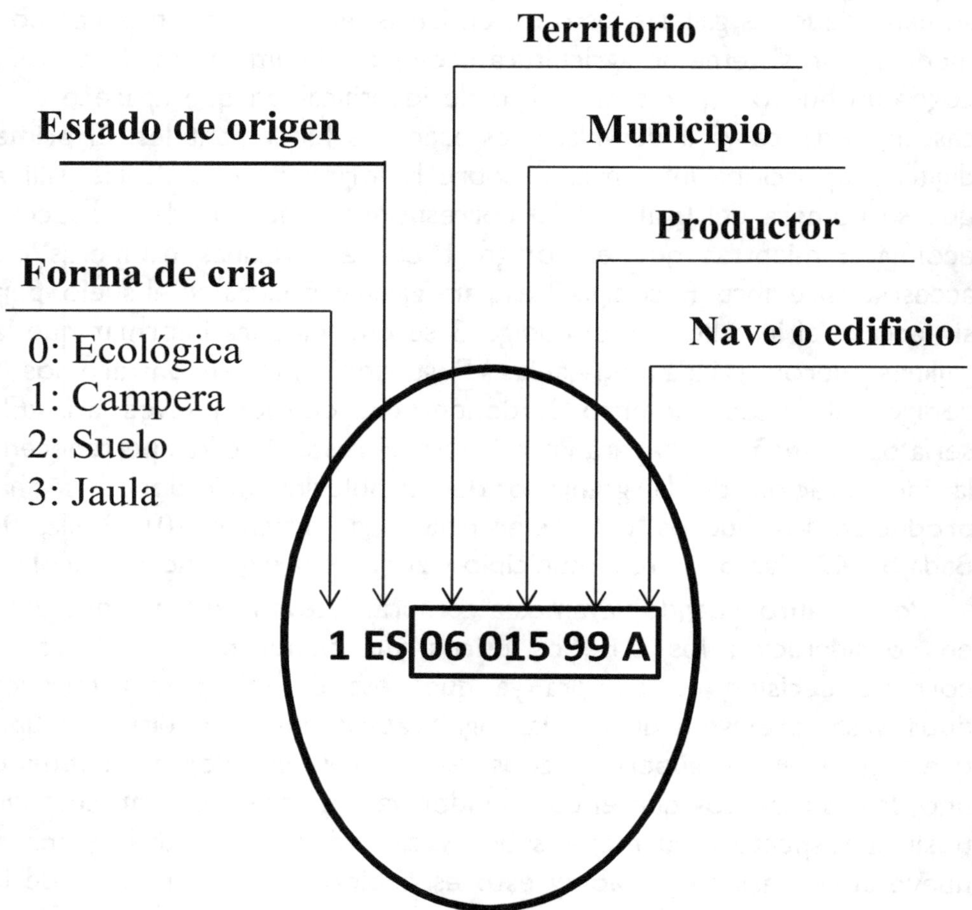

Figura 9. Código de identificación impresa en un huevo envasado.

En el mismo sentido, a veces encontramos cáscaras de huevos con diferente grosor. Este factor depende casi únicamente de la edad de las gallinas. Por regla general las gallinas más jóvenes ponen huevos con cáscaras más duras, por lo que el grosor de la cáscara no depende ni de la raza de la gallina, ni del color del huevo.

En ocasiones, vemos envases etiquetados con menciones como: «*Están libres de hormonas*». Esta afirmación realmente es puro marketing y aunque sea cierta, confunde al consumidor, ya que por ley está prohibido el uso de hormonas en las granjas avícolas productoras de huevos. Así que es provechoso saber que ningún huevo en el mercado contiene hormonas.

Los huevos tienen un gran aporte energético debido a que es una fuente rica en proteínas y lípidos como el ácido oleico y ácidos grasos omega 3, compuestos que se encuentran fundamentalmente en la yema. También son ricos en nutrientes esenciales, vitaminas D y B12 y minerales, y presentan buenas propiedades antioxidantes y antihipertensivas.

Leches

Imagínate un vaso de leche. Imagina que lo bebes y sabe a leche, sí, a aquella que supongo que todos hemos probado estando de vacaciones en alguna localidad rural donde las vacas atraviesan sus calles cada mañana balanceando sus cencerros a su paso. Imagínate que después de beberla, el vaso queda blanco por la zona donde el cristal ha estado en contacto con ella. ¿Te suena? Beber leche fresca hoy día es algo casi extraordinario. Recuerdo que en mi niñez mi madre me daba cien pesetas para que le trajera unas bolsas de leche fresca del supermercado de abajo. Recuerdo, también, colocar la bolsa en una jarra de plástico y cortar cuidadosamente una esquina para servírmela. Beber un vaso de aquella leche era como estar más cerca de la naturaleza, como si la vieja imagen de la lechera que iba puerta por puerta con su contenedor de hojalata no fuera un lejano recuerdo del pasado. Hoy día, en los supermercados, apenas encontramos leche fresca. De vez en cuando hay que darse el gusto. ¿No crees?

Los consumidores tenemos a nuestra disposición una gran cantidad de tipos de leche que en su mayoría están en los estantes de los supermercados a temperatura ambiente, pero también se pueden encontrar en pequeñas secciones de refrigeración. Lo que está claro es que todos estos productos cumplen con las garantías de calidad y seguridad alimentaria. Esto se debe sobre todo a las medidas de higiene que se cumplen en las granjas y también al tratamiento final al que son sometidas para conseguir su conservación por un periodo de tiempo más prolongado.

Los principales tipos de leche se diferencian por el porcentaje de grasa que contienen. La centrifugación es un proceso físico al que se somete la leche para separar la parte grasa. Un proceso similar es el que realiza una lavadora para secar la ropa. La grasa obtenida se utiliza para hacer mantequilla, nata, etc. Por lo tanto, la leche semidesnatada y desnatada provienen de la entera centrifugada a la que se le ha quitado parte de la grasa, y no se les añade agua como ciertos consumidores piensan, porque entre otras cosas, esta es una práctica no permitida legalmente. De este modo, dependiendo de la intensidad del proceso de centrifugación al que se somete, tendremos «*Leche entera*» (3,25% de grasa), «*Leche semidesnatada*» (2% de grasa) o «*Leche desnatada*» (1% de grasa) (*Figura 10*). Los datos del porcentaje de grasa de las distintas leches muestran que este producto no contiene mucha. De hecho, si tomamos un vaso de «*Leche entera*», estamos ingiriendo unos 8 g de grasa, que equivale más o menos a un 12% de la grasa que debemos ingerir al día como máximo.

Estas leches son sometidas a un proceso de ultrapasteurización («*UHT*») que consiste en un tratamiento de calor a alta temperatura (140 °C) durante unos segundos, seguido de otro de enfriamiento rápido. También pueden ser sometidas al tratamiento térmico conocido como «*Uperización*», en el que se emplea el mismo tiempo que con el anteriormente mencionado «*UHT*» pero la temperatura utilizada es un poco más elevada. Otra técnica utilizada para regular la presencia de microorganismos en la leche es la «*Esterilización térmica*» que consigue productos con una duración o vida útil mucho mayor que los tratamientos anteriores, pudiendo llegar a durar en los estantes de los supermercados hasta 6 meses.

Además, en la sección de lácteos de los supermercados también disponemos de la denominada «*Leche fresca*» que se almacena normalmente en botellas transparentes y que están a la venta en el mismo lugar que el resto, sólo que conservadas en refrigeración. Hay que matizar que la «*leche entera*» conserva bastante bien las propiedades nutritivas, sin embargo el sabor que presenta es diferente al de la «*Leche fresca*». Este tipo de leche, como algunos consumidores creen, no es leche cruda recién ordeñada de la vaca, sino sometida a un tratamiento térmico más suave de pasteurización, «*Leche pasteurizada*», para disminuir las poblaciones microbianas. Esta tiene un buen sabor y conserva bastante bien las propiedades naturales originales de la misma. Recordad que la leche cruda, o recién ordeñada, no se comercializa por razones de seguridad alimentaria ya que puede ser un foco elevado de microorganismos.

En los envases de las leches provenientes de cualquier animal de abasto (vaca, cabra y oveja) y de productos lácteos como el queso, mantequilla, nata o yogures, se muestra el país donde la vaca fue ordeñada, así como el país donde se produjo la transformación de la leche para su comercialización. En caso de coincidir ambos, en la etiqueta se mencionará el país de origen, por ejemplo «*Origen de la leche España»*. Los consumidores demandamos conocer este dato antes de realizar la compra por aportarnos una garantía de calidad. Esta información se encuentra cerca de la descripción de los ingredientes que contiene o donde aparece la denominación del producto (*Figura 10*).

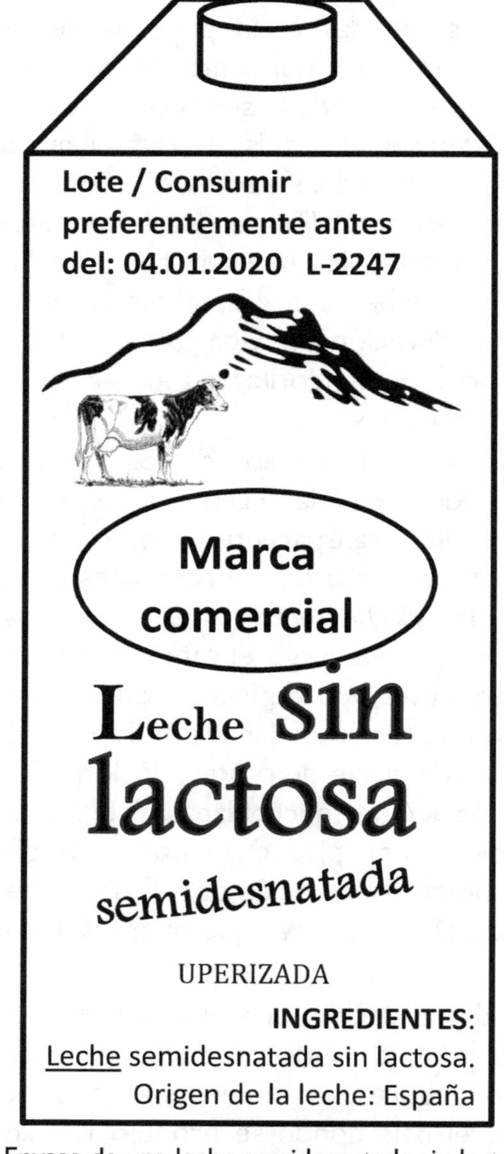

Figura 10. Envase de una leche semidesnatada sin lactosa Uperizada.

No es obligatorio que los productos lácteos contengan un etiquetado nutricional, a no ser que el empresario decida incorporar algún tipo de alegación relacionada con las propiedades nutricionales o saludables de estos, por ejemplo «*Rico en...*», «*Bajo contenido en...*», «*Fuente de...*», etc. En esos casos sí que encontraremos la información nutricional obligatoria en el dorso de la etiqueta. Cada vez existen más productos lácteos con este tipo de alegaciones a consecuencia del rápido desarrollo e innovación de estos alimentos.

La «*Leche sin lactosa*» o que contiene lactosa en baja proporción es la misma leche de vaca semidesnatada o desnatada a la que se le ha eliminado total o parcialmente esta sustancia, que es azúcar natural presente en la leche (*Figura 10*). En el ejemplo de la figura, junto con la mención «*Sin lactosa*», se destaca el tipo de leche utilizada para elaborar este producto, «*Semidesnatada*». Cuando se ingiere «*Leche entera*», el organismo transforma la lactosa en glucosa y galactosa, moléculas más pequeñas que son más fáciles de digerir en el cuerpo. Sin embargo, las personas intolerantes a la lactosa experimentan una gran dificultad en la digestión y por tanto molestias estomacales e hinchazón al ingerir cualquier producto que contenga esta sustancia. Es por ello que en los últimos años se han desarrollado los productos sin lactosa que ocupan un nicho importante de mercado para personas con esta intolerancia. Esta leche contiene los mismos nutrientes, proteínas y vitaminas que los tipos anteriores.

La «*Leche semidesnatada*» mantiene ciertas cantidades en ácidos grasos, vitaminas y otros compuestos presentes en la grasa. La «*Leche desnatada*» apenas tiene contenido graso y por tanto es de bajo aporte calórico. Esta última presenta proteínas, carbohidratos, vitaminas y minerales. Además, las vitaminas liposolubles que se pierden al retirar la grasa, pueden ser añadidas de nuevo por el fabricante.

En este sentido, existen leches enriquecidas o a las que les adicionan distintas sustancias que resultan beneficiosas para la salud, orientados a esos grupos de población que ingieren alimentos pobres en la sustancia adicionada. Por ejemplo, la «*Leche enriquecida con Omega-3*» es una leche, normalmente desnatada, a la que se le ha eliminado la grasa siendo sustituida por ácidos grasos insaturados (omega 3), moléculas que proporcionan al organismo importantes beneficios cardiovasculares. También hay en el mercado «*leches enriquecidas con fitoesteroles*». Esta también aporta beneficios al organismo ya que los fitoesteroles disminuyen indirectamente los niveles de colesterol en sangre. A la leche además se le puede añadir otros nutrientes como calcio, fosforo, vitaminas, proteínas, etc. Por ejemplo, si pretendemos aumentar los contenidos de calcio en nuestro organismo con el objeto de prevenir la osteoporosis, la *Leche enriquecida con calcio* podría ayudarnos a lograr este objetivo. De hecho si consumimos un vaso y medio de leche con calcio al día tendremos garantizadas las cantidades diarias recomendadas de esta sustancia. También existen en los mercados *Leches saborizadas* con chocolate, vainilla, etc. El inconveniente de estos tipos es que suelen contener una cantidad elevada de azúcar añadida además del azúcar ya naturalmente presente en la leche. De cualquier modo, puede ser útil para personas a las que le cuesta trabajo ingerir este alimento por su sabor natural, pero en cuanto al aspecto nutricional, estas leches con sabores no son necesarias en tu dieta, por lo que nuevamente te recomiendo leer la etiqueta para conocer bien el producto.

Quesos

¿Cuál es tu queso favorito? Yo también creo que decidirse por uno es complicado. Primero tendríamos que elegir el animal del que procede la leche: vaca, cabra, oveja, búfala...; después la madurez: curado, semicurado, fresco,...; también debemos decidirnos sobre la procedencia: español, francés, italiano, holandés, inglés...; luego habría que sumergirse en un sinfín de variedades para escoger una: gouda, roquefort, gruyere, emmental, cheddar, mozzarella, parmesano, azul, mascarpone... Al final, como ocurre con los vinos, elegiremos el que mejor se adapte a nuestro aperitivo o a nuestra receta. Si queremos hacer una sabrosa salsa para carne o pasta, un queso azul nos irá bien. Si por el contrario tenemos entre manos una pizza, o una ensalada de tomate, la mozzarella será su mejor compañera. Para espolvorear un toque de sabor a la pasta una vez cocinada, rallaremos parmesano. En la mesa, un queso de cabra o de oveja curado o semicurado nos abrirá el apetito. Yo voy a añadir al carro uno de cada.

En los lineales existe una gran cantidad y variedad de quesos procedentes de toda la geografía nacional, algunos de los cuales tienen Denominación de Origen Protegida como es el caso del «*Queso Manchego*», que se elabora en Castilla La Mancha a partir de leche cruda o pasteurizada de oveja. Por lo que a la hora de comprar un queso en el supermercado, tenemos que fijarnos en distintos aspectos que aparecen en la etiqueta como son el tipo de leche utilizada, tipo de coagulación, contenido de grasa, tipo de maduración, etc.

Para elaborar un queso, la leche cruda o pasteurizada suele ser sometida a un proceso de coagulación en el que se usan fermentos lácticos o sustancias coagulantes animales, vegetales o cuajos de origen microbiano o incluso sintético. La flor de cardo es un cuajo vegetal característico usado para la elaboración de ciertos tipos de tortas, como la del Casar, de la Serena o la zamorana. Con este proceso se obtiene leche coagulada en estado sólido o semisólido que se corta con unas cuchillas para posteriormente introducir la pasta en unos moldes apropiados que son prensados con el objeto de extraer el suero. Los quesos son salados e introducidos en cámaras de maduración donde se controla la temperatura y la humedad. En ellas estarán días o meses en función del tipo de queso que se pretenda obtener.

De forma general, estos productos se denominan con la palabra «Queso» seguida de la maduración a la cual ha sido sometido, que representa el tiempo que este producto es almacenado bajo condiciones de tiempo y temperatura controladas. Este proceso de maduración le confiere unas características sensoriales peculiares en cuanto a aroma, textura, sabor y estructura. Así, tendremos «Quesos frescos» que son aquellos que están dispuestos para su consumo en los días siguientes de su fabricación. Por otro lado, encontraremos quesos que dependiendo del grado de maduración alcanzado podrán denominarse como «Quesos tiernos» cuando se maduran durante 10-45 días; «Quesos semicurados» que maduran hasta 3 meses; «Quesos curados» lo hacen hasta los 7 meses (Figura 11); «Quesos viejos» cuando se curan hasta el año, y finalmente descubriremos los «Quesos añejos» que experimentan un proceso de maduración por un periodo de tiempo superior al año. Normalmente los quesos más curados presentan unos sabores mucho más fuertes e intensos.

Cuando el queso está más tiempo en la fase de maduración, perderá más agua provocando una mayor dureza y consistencia en su estructura. Así, los quesos blandos presentan un mayor contenido en humedad dando lugar a lo que conocemos como «Quesos frescos». También podemos encontrar quesos semiduros, duros y secos, siendo estos últimos los que poseen un mayor grado de maduración y consistencia.

Como curiosidad destacamos que hay quesos que son madurados en presencia de microorganismos, como mohos, que se desarrollan tanto en el interior del queso como en la superficie del mismo, denominándose «Queso madurado con mohos», «Queso azul» o «Queso de pasta azul». Algunos quesos tienen una regulación específica por lo que en ocasiones no aparece la palabra «Queso» en la etiqueta. Es el caso de la variedad «Cheddar» y «Gouda».

Fíjate que en la etiqueta se menciona de dónde proviene la leche con la que se elabora el queso que estás comprando. En los quesos, como en cualquier producto lácteo comercializado en España se indica el «País de ordeño», es decir, dónde el animal fue ordeñado, y el «País de transformación», o país donde la leche fue transformada. No obstante ambas menciones no se incluyen cuando tanto el ordeño como la transformación ocurren en el mismo sitio, como es el caso del ejemplo de la *Figura 11* donde aparece: «*Origen de la leche: España*». En caso contrario se especificará la zona geográfica donde la leche ha sido ordeñada y transformada. En caso de que un queso elaborado provenga de leche ordeñada en un país de la Unión Europea, y que sea elaborado en España, aparece en la etiqueta la mención: «*País de ordeño: UE*» y «*País de transformación: España*».

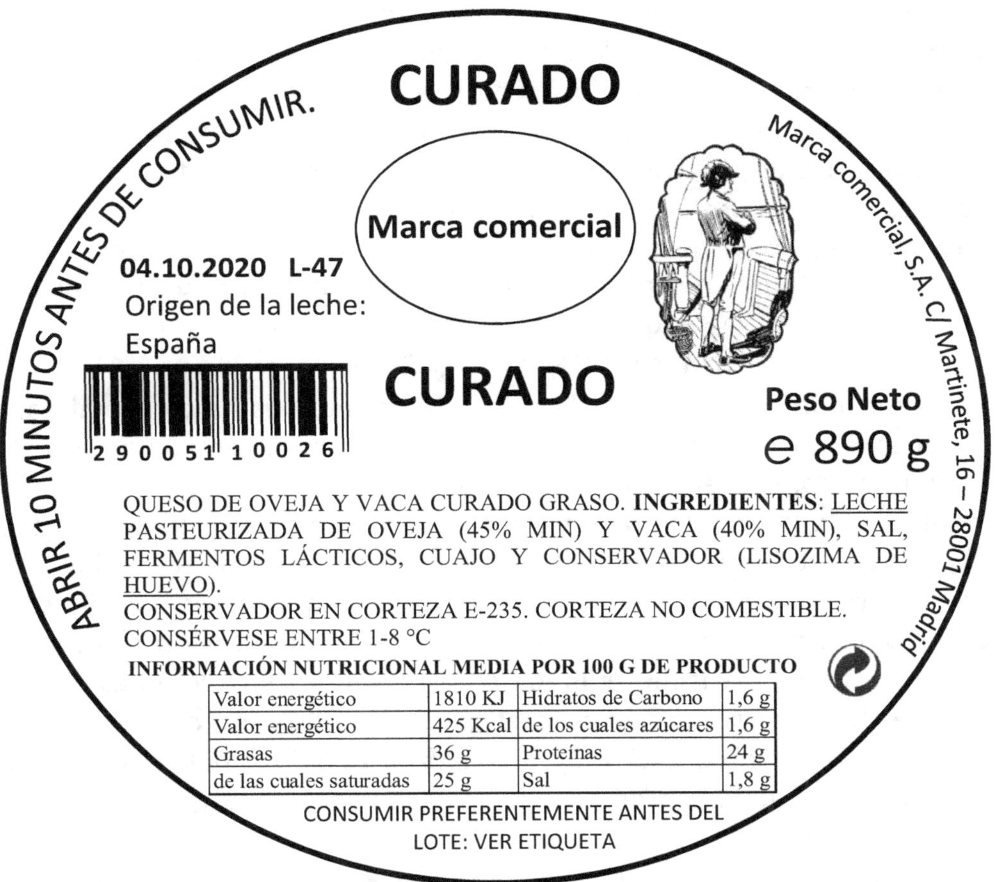

Figura 11. Etiqueta de un queso curado graso.

Generalmente, las leches utilizadas para la elaboración del queso son procedentes de vaca, oveja, cabra y mezcla de las leches anteriores. Obviamente, dicha leche, va a determinar de forma definitiva las características del producto final obtenido. Por ejemplo, los quesos de cabra suelen tener un sabor más fuerte y ácido y son de color más blanquecino. Los quesos producidos con leche de vaca suelen ser más suaves y cremosos, mientras que los de oveja son de un color más amarillento, más aromáticos y ácidos, y presentan un elevado contenido en proteínas y vitaminas. Aquellos quesos que no sean fabricados con leche de vaca muestran en la etiqueta la especie animal de la que procede la misma. Por ejemplo, un queso elaborado con leche de cabra, en la etiqueta rezará «*Queso de cabra*».

Además, se podría dar el caso de que el queso haya sido elaborado con mezcla de diferentes leches, en ese caso se indica la frase «*Queso de mezcla*». Además en su listado de ingredientes se mencionan las especies animales de donde procede la leche en orden de importancia junto con el porcentaje que cada una representa en el momento de su incorporación al proceso de fabricación. En el ejemplo de la figura se observa que el queso se ha elaborado con leche de oveja y vaca en distintas proporciones que se reflejan en la lista de ingredientes (*Figura 11*). También pueden ser elaborados con mezcla de más de dos leches, apareciendo en la etiqueta las cantidades de cada una de ellas: «*Ingredientes: leche de vaca (64%), oveja (18%), cabra (3%)…*».

Como comentábamos, la lista de ingredientes es fundamental para conocer la composición exacta del queso ya que además del tipo de leche utilizada, contendrá otros ingredientes que fueron utilizados en el momento de la elaboración, enumerado en orden decreciente de peso (*Figura 11*). En el listado de ingredientes también se incluye el procesado al que fue sometida la leche. Como observamos en este ejemplo, el tratamiento higiénico ha sido una pasteurización térmica. Si por el contrario, la leche utilizada para la elaboración del queso fuera cruda, esto se haría constar en la etiqueta. La utilización de leche cruda para elaborar quesos está muy demandada debido a que el producto final que se obtiene preserva las propiedades naturales originales de la leche.

Como ves, normalmente en la etiqueta de los quesos se incluye el listado de ingredientes, sin embargo si observamos que este no aparece en el envase, podemos estar tranquilos ya que es debido a que el queso que estamos comprando contiene ingredientes básicos propios de las elaboraciones tradicionales como son los productos lácteos, enzimas alimentarias, cultivos de microorganismos y sal. Sólo en este caso no es obligatorio para el industrial añadir dicha lista.

En otras ocasiones los industriales quieren destacar en el etiquetado el valor nutricional o saludable del producto mediante la presencia de uno o varios ingredientes empleados en mayores o menores cantidades. Esta información adicional la veremos en la etiqueta junto con el nombre del alimento o también vendrá reflejada en la lista de ingredientes en la que se destaca el porcentaje que aporta este ingrediente en el alimento. Por ejemplo, en el mercado existen quesos que durante el proceso de elaboración han añadido virutas de jamón ibérico de bellota con el objeto de aportar una fusión de sabores. En este caso se destaca en la etiqueta la cantidad de jamón que contiene el queso. También se puede dar el caso de que contenga menos grasa que otro de características similares. Así, se puede expresar en la etiqueta como que «*Contiene un 50% menos de grasa que un producto similar*». Además se puede matizar que el queso es rico en calcio o que es «*Sin lactosa*». En este último caso, en el listado de ingredientes veremos que contiene lactasa, una enzima responsable de la rotura de la lactosa de la leche. Al igual que ocurría con la leche, un queso puede ser «*Sin lactosa*» que significa que el contenido en este elemento es inferior al 0,01% o puede ser «*Con bajo contenido en lactosa*» que nos indica que tiene menos del 1% de lactosa. Es un aspecto importante para aquellos consumidores con problemas de intolerancia más o menos severa a esta sustancia.

Los quesos también se pueden clasificar en función del contenido graso que contenga. Pudiéndose encontrar desnatados (<10% de grasa), semidesnatados (10-25% de grasa), semigrasos (25-45% de grasa), grasos (45-60% de grasa) y extra-grasos (>60% de grasa). Una gran cantidad de los quesos de los lineales de los supermercados aparecen como «*Queso graso*» (*Figura 11*).

El contenido neto del queso se indica en la etiqueta en gramos o kilogramos apareciendo en el mismo campo de visión que el nombre del alimento. Asimismo, en las etiquetas de estos también vendrá reflejada la fecha de consumo preferente o por el contrario la fecha de caducidad al igual que las instrucciones para la conservación del mismo. En este último caso, suele aparecer la mención: «*Manténgase en refrigeración*» o «*Manténgase en frío entre 2-5 °C*».

Además, es frecuente que algunos productores incluyan algunas de estas menciones: «*E.s.m.: 50%*» y «*M.g.s.E.s.: 50%*». La primera hace referencia al porcentaje de extracto seco mínimo, es decir, el porcentaje de queso que no es agua. El agua se evapora durante la maduración del queso, sin embargo el extracto seco permanece constante. En este ejemplo el valor es de un 50% que significa que en un queso de 1 kg de peso, 500 g son de materia seca y el resto es agua. La segunda mención hace referencia al porcentaje de materia grasa seca sobre extracto seco, que es la cantidad de materia grasa total, es decir, un queso con un alto valor de este parámetro implica que es más graso o extragraso, mientras que valores inferiores indican que estamos ante un queso desnatado o semigraso.

Los quesos son alimentos que aportan muchos nutrientes ya que son ricos en grasas. Por este motivo, los consumidores deben fijarse en el contenido de estas en el producto, sobre todo de aquellos que consumamos con relativa frecuencia. En general, los quesos frescos contienen menor cantidad que los quesos curados. Normalmente los quesos suelen contener unos 30 g de grasa por 100 g de producto, de las cuales son grasas saturadas unos 20 g. Una opción también saludable sería optar por quesos bajos en grasas o desnatados. Cabe destacar también que los quesos contienen pocos hidratos de carbonos, pero sí contienen proteínas, unos 20 g. El contenido en sal de estos alimentos suele ser de un 2% aproximadamente, es decir 2 g de sal en 100 g de queso. Los quesos además son una importante fuente de calcio, encontrándose este último en un contenido mucho mayor que en la leche. Finalmente también sería aconsejable fijarse en el listado de ingredientes para verificar que contenga exclusivamente leche, cuajo, fermentos lácteos y sal, debiendo descartar o disminuir el consumo de aquellos quesos con excesiva cantidad de aditivos alimentarios.

Mantequillas y margarinas

Érase una vez un pequeño gran país donde parecía que el tiempo se hubiese detenido. Sus calles empedradas estaban abrazadas por pintorescas fachadas llenas de preciosos detalles, y si seguías adelante sin detenerte en sus característicos comercios, antes o después, alcanzarías un hermoso castillo desde el cual el horizonte era infinito. Después de disfrutar de ese silencioso y relajante paseo, podías sentarte en un sencillo restaurante, donde el silencio que te acompañaba se convertía en voces, risas y sonidos de cubiertos y platos. Y allí, mientras esperabas el delicioso arroz caldoso, el bacalao o el pollo braseado, que ya conocías, o del que tanto te habían hablado... sobre la mesa, unas hogazas de pan y unas tarrinas de mantequilla local te ayudarían a saborear la espera. ¿Qué tendrá la mantequilla de Portugal? ¡Eu te amo, Bragança!

La mantequilla se obtiene al batir y amasar la nata de la leche dando como resultado un producto amarillento, con textura suave y consistente y con un sabor y aroma particular que se consigue añadiendo ciertos fermentos lácticos (microorganismos) que a su vez producen una ligera fermentación del producto para aportar un flavor especial al alimento.

Sus principales ingredientes son «*Nata pasteurizada y fermentos lácticos*». La mantequilla tiene un alto porcentaje de grasa (80-85%), aunque también las hay en el mercado con menos grasas e incluso «*Mantequilla light*» o «*Mantequilla ligera*» que se consiguen añadiendo gelificantes, aromas y colorantes en su formulación para conseguir el sabor original de la mantequilla tradicional. En este caso, descubriremos una lista de ingredientes más amplia: «*Mantequilla, sal (1,5%), estabilizante (e-401), emulgentes (e-471,e-476), conservador (E-202), aroma y colorante (betacaroteno)*».

La sal, como ingrediente, puede ser añadida o no en distintas concentraciones. Por ejemplo, una mantequilla a la que no se le adiciona sal, muestra en la información nutricional unos 0,03 g por cada 100 g, mientras que aquellas a las que sí se les ha adicionado suelen tener entre 1 y 1,5 g por cada 100 g. También encontraremos algunas marcas comerciales de mantequilla «*Sin lactosa*», elaboradas con nata procedente de leche sin lactosa.

Por otro lado, tenemos la margarina, que surge como una alternativa innovadora a la mantequilla, debido a que se elabora con ingredientes de origen vegetal en lugar de animal. Inicialmente las margarinas se fabricaban con grasas 'trans' o grasas 'parcialmente hidrogenadas', en las que se utilizaba hidrógeno para solidificar el aceite, cambiando la estructura química de las moléculas de los ácidos grasos. Sin embargo, no se aconseja la ingesta de este tipo de grasas hidrogenadas debido a que son muy reactivas y se oxidan en el interior de las células del organismo causando daños colaterales. Por lo tanto, la tendencia del sector en los últimos años ha sido sustituir este tipo de grasas por otras grasas o aceites vegetales menos perjudiciales y en distintas proporciones, como es el aceite de girasol, el aceite de oliva, o el aceite de palma, que aportan al alimento una untuosidad característica. Por ejemplo, esta margarina utiliza los siguientes ingredientes: «*Aceites y grasa vegetales (60%) (girasol, palma, soja, linaza)*». Como observamos, contiene un 60% de grasas y aceites entre los que se encuentra el aceite de palma. Este último es una grasa saturada que no es muy recomendable para la salud si se consume en exceso. Algunas veces, la publicidad de estos productos enmascara la realidad al adicionar otras sustancias de buena reputación para la salud, como esteroles vegetales u omega 3, que sirven de estrategia de marketing para desviar la atención de los consumidores. Por lo tanto, si la opción de compra se inclina a la margarina hay que asegurarse de que sea 100% de origen vegetal y que contenga la menor cantidad de aditivos alimentarios.

A las margarinas también les añaden otros ingredientes, como: «*Emulgentes (mono y diglicéridos de ácidos grasos, lecitina de girasol)*», que sirven sobre todo para mantener la emulsión entre la grasa y la solución acuosa del medio. Con objeto de disminuir el contenido en grasa del alimento y poder desarrollar productos menos perjudiciales, durante el proceso de elaboración pueden añadir agua en sustitución de una cantidad de grasa. Por supuesto, esta también se menciona en la lista de ingredientes de la etiqueta en la posición que le corresponda por orden de importancia: «*Agua, leche desnatada, sal (0,9%), etc.*». En este producto, el agua, sería ingrediente mayoritario. Además contienen otros aditivos como aromatizantes, emulsiones e incluso colorantes:

«*Acidulante (ácido láctico), conservador (sorbato potásico), estabilizante (goma xantana), aromas naturales, vitaminas (a, d) y colorante (carotenos)*». Por lo que basándonos en los ingredientes, a pesar de las grasas, parece resultar más saludable la mantequilla al ser un producto más natural y menos aditivado.

La mantequilla aporta un valor energético de unas 700 kilocalorías por cada 100 g de las que 2/3 corresponden con grasas saturadas animales. Sin embargo, las margarinas presentan un valor energético inferior y menos grasas saturadas. No debemos olvidar que se recomienda como máximo el consumo de unos 70 g de grasa al día que es equivalente a unas 600 Kcal, por lo que debemos consumir este alimento de forma esporádica o dentro de una dieta saludable. Recordad que la materia prima con la que se elabora la mantequilla es de procedencia animal y por supuesto no pasa nada por ingerirla de manera ocasional. De hecho, como hemos comentado, se pueden encontrar mantequillas ligeras a las que le añaden al igual que a las margarinas, agua o aire con el objeto de reducir el aporte calórico final. Sin embargo, si tenemos problemas de colesterol podemos optar por las margarinas vegetales ricas en esteroles o estanoles vegetales aunque lo que resultaría realmente saludable sería consumir «*Aceite de oliva virgen extra*» que es la mejor grasa cardiosaludable al no contener colesterol y estar compuesta principalmente por grasas insaturadas y compuestos antioxidantes.

Finalmente, destacaremos que la mantequilla es fuente de lípidos, vitaminas liposolubles A, E y D y de colesterol procedente de la nata de la leche. Sin embargo, la margarina contiene una menor proporción de ácidos grasos saturados y presenta niveles aceptables de ácidos grasos insaturados, como el omega 3 y omega 6. También contiene vitaminas A, E y D. Además, se les suelen adicionar vitaminas, minerales y esteroles vegetales, estos últimos con el objeto de inhibir la absorción de colesterol en el organismo.

Yogures

Hay días en los que el paladar te pide algo exótico. Más aún, algo que nunca hayas probado antes, un plato que al catarlo te despierte tu lado crítico para analizarlo cuando sacas la cuchara de tu boca, como esos estrictos jueces que salen en los concursos culinarios de televisión. Pues uno de esos días me sumergí en internet y encontré una receta, no recuerdo si turca o libanesa, cuyo principal ingrediente era el yogur. Era una crema fría de pepino, yogur griego y menta, y estos son los ingredientes: pepino, yogur griego, cebolleta, diente de ajo, sal, vinagre de manzana, pimienta negra molida, aceite de oliva virgen extra y menta fresca. El resultado, una refrescante y sabrosa crema, que en alguna ocasión de aspiraciones exóticas, puede reemplazar al gazpacho o al ajo blanco en los calurosos días de verano.

El «*Yogur*» es un producto resultante de la fermentación láctica de la leche, realizada por microorganismos y en presencia, a veces, de otros ingredientes lácteos. En el caso de no adicionar al yogur ningún otro ingrediente, el producto se denomina «*Yogur natural*». Además, al yogur se le pueden añadir distintas sustancias, obteniendo así, diferentes denominaciones como es el caso del «*Yogur natural azucarado*», que es el yogur natural al que se le ha adicionado azúcar. Hay que fijarse bien en la información nutricional, que indicará «*Hidratos de carbono, de los cuales azúcares (g)*», para ver qué cantidad de azúcar es la que realmente han añadido al yogur. Esta cantidad puede variar de unas marcas o tipos a otros, pero es muy habitual encontrar 12,5 g de azúcar por 100 g de producto. Esto quiere decir que el yogur contiene un 12,5% de azúcar en su composición, lo cual es mucha cantidad. Pero, si en vez de azúcar le adicionan edulcorantes, el yogur pasa a denominarse «*Yogur edulcorado*». En este caso, nos libramos de ingerir calorías, sin embargo, al fijarnos en el listado de ingredientes observamos que, para conseguir el sabor dulce, lo que le añaden al yogur son edulcorantes sintéticos como 'Acesultafo k' o 'Acesulfamo Potásico' y 'Sucralosa'. Estas sustancias son muy utilizadas en las industrias alimentarias como edulcorante y la ventaja que tienen es que no aportan calorías al organismo al no ser absorbidas en el tracto gastrointestinal. Es sabido que estos productos están autorizados oficialmente para su consumo, sin embargo existen pocos estudios de calidad que demuestren que no son peligrosos para la salud, de ahí que a veces sean muy criticados y su fiabilidad sea puesta en duda.

También existen otros yogures a los que se les han adicionado fruta, zumos u otros alimentos. En este caso, la denominación del yogur irá seguida del alimento que se le adiciona o mediante la mención *«Yogur de frutas»* o *«Yogur con zumo de frutas»*. Si tomamos como ejemplo el *«Yogur con kiwi»*, observamos que en el listado de ingredientes aparece la cantidad de fruta adicionada, que en este caso es de 9,5%, lo que equivale a un tercio de una pieza de kiwi, es decir, poca cantidad. Nuevamente descubrimos que son estrategias de marketing que empujan al consumidor a comprar estos alimentos.

Al yogur natural también se le pueden adicionar distintos tipos de aromas, en cuyo caso pasa a denominarse *«Yogur aromatizado»* o *«Yogur sabor a...»*, seguida del agente utilizado para aromatizar. En el ejemplo de la *Figura 12* tenemos un *«Yogur sabor a Fresa»*. Este yogur aromatizado no lleva fruta como ingrediente en la composición del alimento, sino que se le han adicionado aromas. Por lo tanto, aunque este tipo de yogures muestran frutas dibujadas en el envase para conseguir atraer la atención de los consumidores, este dibujo es simplemente una referencia a su sabor. Finalmente hay que indicar que algunos yogures pueden ser sometidos a un tratamiento térmico de pasteurización para estabilizar el producto final y así prolongar la vida útil del mismo, por lo que en estos casos al yogur se le denomina *«Yogur pasterizado después de la fermentación»*.

Al igual que ocurría con los quesos, los yogures que son elaborados con leche distinta de la de vaca, llevan esta aclaración en la etiqueta con las especies animales o mezclas de leches utilizadas para la elaboración del producto final. En el caso de que la leche utilizada hubiera sufrido algún procesamiento para la eliminación parcial o total de la grasa, la denominación del yogur iría acompañada de la mención *«Semidesnatado»* o *«Desnatado»* (*Figura 12*) si se diera el caso. En el lado contrario tenemos yogures cremosos, cuyos ingredientes principales son nata, lactosa y almidón que sirven para darle al producto un aspecto más denso y cremoso. Además, normalmente este tipo de yogures suelen contener bastante azúcar (14% aproximadamente).

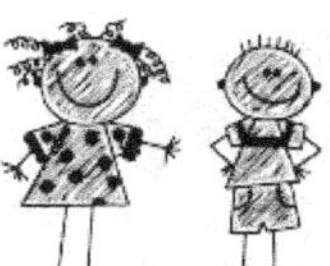

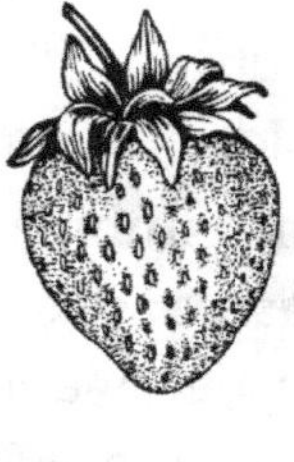

INFORMACIÓN NUTRICIONAL			
Valores medios por:	**100 g**	**1 porción 125 g**	**% IR**
Valor energético	341 KJ 80 Kcal	430 KJ 100 Kcal	5%
Grasas	1,8 g	2,3 g	3%
de las cuales saturadas	1,1 g	1,3 g	7%
Hidratos de Carbono	12,6 g	15,8 g	6%
de los cuales azúcares	12,6 g	15,8 g	12%
Proteínas	3,0 g	3,6 g	7%
Sal	0,10 g	0,15 g	2%
Calcio (mg)	160 (20%**)	195 (35%**)	

IR = Ingesta de Referencia de un adulto medio
(8400 KJ/2000 Kcal).
**VRN: Valor de Referencia del Nutriente

YOGUR SABOR A FRESA

INGREDIENTES: <u>Leche</u> desnatada pasteurizada (89,2%), azúcar, <u>leche</u> en polvo, fermentos lácticos, aromas, fosfato bicálcico y colorante (carmín).
Origen de la leche: España

CONSÉRVESE EN FRÍO
ENTRE 2 Y 6 ºC

Sin gluten

CANTIDAD NETA
e 120 g

Figura 12. Etiqueta de un «*Yogur sabor a Fresa*», «*Rico en Calcio*» y «*Sin gluten*».

Nuevamente, insistimos en que hay que leer la etiqueta para no llevarnos a engaños, es decir, a veces vemos envases con apariencia de yogures bebidos, sin embargo en su etiquetado leeremos «*Bebidas lácteas*». La principal diferencia entre ambos productos es que el yogur está elaborado principalmente con leche y como resultado su contenido en proteínas siempre es más elevado, mientras que las bebidas lácteas son mezclas de diferentes ingredientes, siendo uno de ellos el suero láctico. Este es el motivo por el que los precios de estos últimos son más económicos.

Otro aspecto importante que crea mucha confusión entre los consumidores es la indicación en el etiquetado de la fecha de caducidad o de consumo preferente en estos productos. Hay que tener en cuenta que la tecnología alimentaria ha evolucionado mucho en los últimos años, lo que ha permitido una mejora considerable en los procesos de producción para prolongar la vida útil de los alimentos. Con el objeto de evitar tirar comida al sobrepasar la fecha de caducidad, se dictó una normativa en la que se obligaba a no incluir la fecha de caducidad en la etiqueta, siendo sustituida por la fecha de consumo preferente. Recordemos que sobrepasada la fecha de caducidad, el alimento no puede ser consumido ya que entraña riesgos sobre la salud por el desarrollo de bacterias patógenas en el producto, con el consiguiente riesgo microbiológico en las personas. Sin embargo, la fecha de consumo preferente implica que cuando se pasa la fecha impresa en el envase, no existe riesgo en la salud, sino que las propiedades del alimento han podido verse alteradas. De este modo, la fecha apropiada de consumo de los yogures, sería de hasta 35 días posteriores a su elaboración. En la anterior norma se establecía en 28 días desde la fecha de fabricación. No obstante, estos datos son orientativos ya que cada productor o fabricante es responsable de indicar la fecha límite idónea para cada uno de los productos que comercializa en función de las características del mismo, como por ejemplo, el método de elaboración, envase, aditivos añadidos, etc.

Por lo tanto, si nos fijamos en la etiqueta aparece la mención «*Consumir preferentemente antes de…*», seguida del día y mes (*Figura 12*). No obstante, el hecho de que se indique en el alimento una fecha de consumo preferente en lugar de fecha de caducidad, no significa que pasada esta fecha de consumo podamos comernos el yogur durante un plazo de tiempo indefinido. De hecho, si el alimento no ha mantenido adecuadamente la '*cadena de frío*' o incluso pasa tiempo desde que compramos el producto hasta que lo metemos en la nevera, este tiempo de consumo se acortará, por lo que podremos notar que el sabor ha cambiado, entonces será cada consumidor quien tenga que tomar la decisión de ingerir o no el alimento cuando este haya sobrepasado la fecha de consumo preferente impresa en la etiqueta. Así que se podría decir que el plazo de tiempo orientativo de consumo de un yogur después de la fecha impresa en la etiqueta, podría ser de un par de semanas, siempre y cuando el producto se haya mantenido en buenas condiciones de refrigeración.

Como ya hemos comentado, el sector lácteo en los últimos años ha realizado importantes innovaciones en sus productos. Se han incorporado nuevos microorganismos para la fermentación de la leche con la que se obtiene el yogur, se han empezado a añadir ciertos compuestos con propiedades nutricionales para enriquecerlos, etc. Esto ha provocado que haya aparecido una amplia gama de productos en las estanterías de nuestros supermercados.

Muchas de las declaraciones en las etiquetas de estos productos lácteos aluden a la cantidad de materia grasa que contienen y también a la ausencia de la misma. Estas indicaciones las vamos a encontrar sobre todo en los yogures desnatados. No obstante, cuando en el etiquetado se indica *«0% de materia grasa»*, significa que contienen entre un 0,1-0,5 g de lípidos totales por cada 100 g de producto dependiendo del alimento, lo que implica unos niveles de materia grasa muy bajos. Este contenido lo podemos observar en la información nutricional de la etiqueta en la mención *«Grasas (g)»*.

También encontramos en los estantes de los supermercados envases con declaraciones respecto al calcio presente en el yogur. Las más frecuentes son *«Rico en calcio»* y *«Con calcio»* (*Figura 12*). Este tipo de yogures presenta un contenido real de calcio superior al 18% de la ingesta de referencia de un adulto que se podrá verificar en la información nutricional que aparece impresa en un lateral del envase. Por lo que podemos decir que estos alimentos contienen cantidades importantes de este compuesto y por tanto aportan propiedades nutricionales diferentes de aquellos productos sin este aporte. Además, en la etiqueta del ejemplo leemos que es un producto *«Sin gluten»*, por lo que sería apto para celiacos al no estar elaborado o no contener ingredientes con cereales como el trigo, cebada o centeno.

Otra de las menciones que aparecen es la relativa al contenido vitamínico. Las frases más habituales son *«Con vitaminas A, D y E»* y *«Fuente natural de vitaminas»*. Las vitaminas que mayormente se le adicionan son la A, D, E, C y varias del grupo B. Estos productos presentan valores vitamínicos iguales o superiores al 15% del valor de referencia del nutriente, llegando incluso a sobrepasar el 40%.

Respecto a las declaraciones de propiedades saludables, algunos de estos productos lácteos aluden al efecto de determinadas *bifidobacterias* o cepas de *Lactobacillus* sobre la salud. Con esto, se insinúa que tras la ingesta de estos productos vamos a mejorar el tránsito intestinal y el sistema inmune. Incluso hay algunas marcas que alegan que *«Ayuda a las defensas»*. Sin embargo, el efecto de estos microorganismos sobre nuestra salud no está probado científicamente o por lo menos no existe un consenso científico que avale estas declaraciones. La estrategia industrial para poder mantener esta alegación de salud fue modificar la composición del producto añadiendo vitaminas B6 y D, equivalentes al 15% de las cantidades recomendadas. Sí que está demostrado y regulado que estas vitaminas contribuyen a la mejora de las defensas, pudiendo confundirnos debido a que el mensaje de marketing utilizado por dichas firmas parece indicar que son los *Lactobacillus* los responsables de este efecto saludable, sin embargo, como ya hemos comentado, esto no está probado científicamente, por lo que son las vitaminas añadidas las que justifican legalmente estas alegaciones.

Otras declaraciones aluden al contenido en fibra, fitoesteroles, etc. Esta última está relacionada con la «*Disminución del colesterol*». Veremos también referencias a la ausencia de azúcar añadida, a la condición de «*Light*», al enriquecimiento en esteroles vegetales, etc. Además, en los últimos años se están comercializando nuevos productos como el «*Kéfir*», que es leche fermentada con *bifidobacterias* o *Lactobacillus,* que aporta unas características sensoriales particulares al mismo tiempo que le atribuye ciertas propiedades saludables.

Por regla general, el yogur presenta un gran valor nutricional al tener propiedades muy parecidas a las de la leche. Contiene proteínas, calcio, fósforo, potasio, magnesio y vitaminas A y B. Destacamos que la lactosa de la leche, es decir, el azúcar natural de la leche, durante el proceso de elaboración de estos productos, especialmente en la fermentación, se transforma en ácido láctico, que a su vez ayuda a la absorción del calcio. Además ciertos microorganismos sintetizan lactasa que ayuda también a la degradación de la lactosa. Por este motivo, el yogur es más fácil de digerir por nuestro organismo que la leche natural.

Mieles

En uno de mis viajes a las Hurdes, una preciosa comarca de Extremadura, rica en abruptos paisajes repletos de encinas, alcornoques y castaños, entre los que se mezclan jarales, madroños y retamas, para dar lugar a un escenario bucólico y misterioso de las mágicas leyendas que cuentan sus lugareños. Allí, conocí al 'Tío Picho', un carismático emprendedor, propietario de una empresa especialista en la elaboración de miel, polen y jalea real. Juntos recorrimos los colmenares sembrados en los campos, donde el zumbido que producen estas pequeñas productoras se convierte en la banda sonora de aquellos parajes.

Las abejas, además de polinizar los campos, se encargan de recolectar las secreciones de las flores o néctares procedentes de diferentes tipos de plantas para transportarlas a las colmenas donde maduran y dan como resultado lo que todos conocemos como miel. Dependiendo del tipo de plantas que las abejas recolecten, la composición química de la miel va a presentar diferentes variaciones, dando lugar a distintas denominaciones de venta. Por lo tanto, encontraremos una gran diversidad de mieles en los supermercados, con diferentes tonalidades de color, desde transparentes hasta oscuras, o incluso negras y diferentes consistencias, desde muy líquidas a más sólidas.

En los lineales de los supermercados mayoritariamente encontraremos estos productos bajo la denominación de «Miel». Previamente, la miel habrá sido sometida a un proceso físico para dejarla limpia de impurezas, y posteriormente a un tratamiento térmico por encima de los 45 °C con el objeto de prolongar su vida útil, a la vez que se consigue una mejora de la fluidez y un color homogéneo del producto final. La nueva legislación obligará a los productores a mencionar en la etiqueta si se ha aplicado un tratamiento por calor: «Miel tratada con calor». Al calentar la miel, los azúcares, vitaminas y otros componentes del producto disminuyen parcialmente, por lo que su composición y características sensoriales pueden variar.

Por otro lado, también descubriremos en algunos mercados tradicionales y establecimientos especializados la denominada «Miel cruda». Esta no es sometida a ninguna pasteurización por lo que tiene un aspecto más granulado y heterogéneo. Este tipo de mieles a las que no se ha aplicado calor en ninguna de las fases del proceso de preparación, suelen mostrar en el etiquetado: «Obtenida en frío», o incluso: «Miel cruda centrifugada en frío».

El olor de la miel recuerda a la planta de la que procede. Cuando las abejas recolectan el néctar de una planta predominante en la periferia de la colmena, se dirá que es una «Miel monofloral». Sin embargo, cuando en la zona de la colmena no domine una planta determinada, se dirá que es una «Miel multifloral». Por lo que en función del origen del néctar, obtendremos distintos tipos, como la «Miel de romero», «Miel de tomillo», «Miel de brezo», etc., cuando el néctar recolectado por las abejas proceda de un campo de romero, tomillo o de un brezal, respectivamente. También encontraremos mieles con especificaciones concretas relativas a la forma de presentación del producto final, o incluso al proceso de elaboración, como por ejemplo, «En panal», «Con trozos de panal», «Escurrida», «Centrifugada», «Prensada», etc. Por lo tanto, en el etiquetado se menciona tanto el origen floral de la miel, como el tipo de elaboración al que ha sido sometida, por ejemplo «Miel de flores filtrada».

Además, en las dehesas de la península ibérica, las abejas también recolectan otras secreciones azucaradas como la savia de las encinas y robles. A mediados del verano, estos árboles segregan una gran cantidad de savia, que las abejas recogen y con ellas elaboran las mieles, comúnmente llamadas «De mela» o «De mielato».

Este alimento, debido a su composición, tiene una larga vida útil, por lo que en el etiquetado aparece la fecha de consumo preferente. Cuando estemos próximos a esta fecha, será recomendable su consumo ya que una vez sobrepasada, quizás sus aromas pierdan calidad, aunque podrá ser consumida con total seguridad. No obstante, para una correcta conservación, es conveniente seguir las indicaciones que suele recomendar el apicultor en el etiquetado: «Conservar en un lugar fresco y resguardado de la luz». También nos aportará consejos para su consumo: «Las mieles cristalizan cuando hace frío, si se prefiere líquida calentar al baño maría». Es un buen indicativo de pureza que la miel permanezca cristalizada. El proceso de cristalización y solidificación se acelera cuando baja la temperatura ambiental o conservamos el producto en la nevera. Esto es debido a que se trata de una solución rica en azúcares en relación al contenido en agua, por lo que la glucosa se solidifica.

En los envases también podemos encontrar la siguiente frase: «*La miel no es recomendable para niños menores de 1 año*». Esto es debido a que en los últimos años se han publicado estudios que revelan la posibilidad de que la miel pueda contener algún tipo de esporas de microorganismos que podrían ser perjudiciales para los más pequeños.

Hay que destacar que a pesar de que la UE es un gran productor de miel, importa una gran cantidad del mayor fabricante de este alimento, China. Por lo tanto, el sector español ha demandado que se incluya la indicación del país donde esta ha sido recolectada. Este es un tema complejo, sobre todo en aquellas que son elaboradas mediante mezclas de varias mieles procedentes de distintos países. En el etiquetado actualmente sólo se muestra si procede de países de la UE como de fuera de la Unión o mezcla de ambos, sin indicar el país en concreto de donde proviene, por lo que veremos frases como: «*Mezcla de mieles procedentes y no procedentes de países de la UE*». En el caso de aquellos productos recolectados en España, los industriales suelen destacar, frases del tipo: «*100% origen España*», «*Miel de España*» o «*Cosechada en España*». Asimismo, en nuestro país existen mieles con identificación de calidad extra acogidas a denominación de origen protegidas y con un sello de calidad diferenciada. Por ejemplo, «*Denominación de Origen Protegida Miel de Villuercas-Ibores*».

Como ocurre con otros productos alimentarios, en la etiqueta de la miel no es obligatorio incluir el listado de ingredientes ni el etiquetado nutricional, ya que este producto sólo está constituido por un ingrediente, la miel. En el caso de que lleve otros componentes añadidos, ya no podrá etiquetarse como miel. No obstante, a pesar de no ser obligatorio, algunos productores deciden incluir dicho listado en el etiquetado de sus productos, por lo que la información que puede aparecer será idéntica a la incluida en cualquier otro producto alimentario. Tampoco se incluyen elementos que puedan ser causantes de alergias ya que la miel no es legalmente una sustancia alérgena, aunque algunas personas son sensibles o alérgicas a algunos de los componentes específicos de este producto. Algunos productores sin embargo incluyen la leyenda «*Sin gluten*», a pesar de que, en ningún caso, la miel contiene gluten.

Es interesante destacar que a pesar de que la miel es un alimento con propiedades saludables, la legislación de momento no permite incluir en el etiquetado ninguna alegación al respecto. Sin embargo, algunos productores deciden añadir otros compuestos para aportar algún beneficio adicional relacionado con la salud, como ocurre con otros alimentos a los que adicionan otras sustancias como minerales o vitaminas para potenciar el valor nutritivo o saludable del mismo. Por lo tanto, si en el listado de ingredientes vemos otros productos añadidos como puede ser propóleos, aloe vera, ginseng, etc., la denominación de este producto cambiará completamente. Recordemos que a la miel como tal, no se le puede adicionar ningún ingrediente ya que dejaría de ser miel. Así, en los casos en los que el fabricante decida adicionarle algunos compuestos extra, en el etiquetado deberá denominarla como «*Preparado de miel*» o «*Complemento alimenticio*». En los alimentos con este tipo de denominación, el contenido en miel debe ser siempre superior al 90%. Pongamos como ejemplo un frasco de miel en el que se indica que es un «*Producto alimenticio elaborado a base de miel y especies vegetales*». En este caso observaremos los siguientes ingredientes: «*Miel Eucalipto (95%), Propóleo extracto fluido (5%)*». Este producto lleva un 95% de miel, pero aun en el caso de contener un 99%, como ya hemos referido anteriormente, si lleva otros ingredientes, legalmente ya no se considera miel.

En el mismo sentido, hay que tener la precaución de fijarse bien en el etiquetado ya que ciertos envases aparentan ser mieles y se denominan erróneamente así aunque no lo sean. Es el caso de la «*Miel de caña*» y la «*Miel de palma*», que no son elaboradas por las abejas, es decir, ambos productos típicos de la cultura gastronómica de Málaga y de La Gomera respectivamente, se obtienen al procesar y concentrar la caña de azúcar en el primer caso, y la savia de la palmera en el segundo, consiguiendo un alimento similar al caramelo líquido. Obviamente, la legislación prohíbe denominar estos productos como miel, ya que no lo son e inducen a error al consumidor. Por lo tanto, en su denominación se indica que es un «*Concentrado del jugo de la caña de azúcar*», junto con la siguiente mención: «*Tradicionalmente conocido por Miel de caña*». Además, si observamos el listado de ingredientes de estos productos, veremos que contienen «*Jarabe de fructosa*» o «*Glucosa comercial*», por lo que verificaremos que el frasco que estamos comprando no es realmente miel.

Otro producto que se parece a la miel, pero no lo es, es el «*Preparado a base de jarabe de glucosa y miel*». En el listado de ingredientes observaremos que está constituido por «*Ingredientes: Jarabe de glucosa y fructosa (95%), miel (5%)*». Claramente, se ve que este tipo de alimento contiene muy poca cantidad de miel en su composición. Estos son utilizados en repostería, de hecho, algunos fabricantes mencionan en la etiqueta: «*Ideal para repostería*».

También encontramos en los supermercados muchos otros alimentos que contienen miel como ingrediente. Es el caso de «*Salsas de miel y mostaza*», «*Cacahuetes fritos con miel*», «*Galletas de fibra y miel*», «*Barritas de muesli y miel*», o «*Caramelos de miel y limón*». Aquí, al ser un ingrediente más del producto, la palabra «*Miel*» se puede mostrar en la denominación de venta, actuando como apellido de este, precedido por el nombre del alimento, «*Galleta*», «*Caramelo*», etc., es decir, «*Galletas con miel*», «*Caramelo con miel*», etc. Los consumidores asociamos la palabra miel a la salud y lo relacionamos con alimentos naturales, por lo que esto sirve de reclamo publicitario para la comercialización de los mismos. Sin embargo, para saber realmente qué cantidad de miel contiene el alimento, hay que leer el listado de ingredientes. Por ejemplo, la «*Salsa para ensalada de miel y mostaza*» o los «*Cacahuetes con miel*» llevan un 15 y un 1,7% de miel respectivamente.

La miel tiene un valor nutricional muy destacado, ya que es una potente fuente de azúcar de origen natural, con cerca de un 80% de glucosa y fructosa, por lo que sirve de edulcorante, pudiendo ser sustituto del azúcar de mesa. También contiene agua hasta un máximo de un 25%, y vitaminas, minerales y compuestos fenólicos, sobre todo aquellas que tengan menor grado de procesamiento. Cuantos más minerales contenga, presentará tonalidades de color más oscuro, como la '*mela*'. Este producto en concreto es menos azucarado por contener más minerales y dar un gusto menos dulce. Respecto a sus propiedades saludables, aunque legalmente no se permite incluirlas en el etiquetado, existe mucha bibliografía que destaca sus propiedades antiinflamatorias y digestivas que ayudan a regular el tránsito intestinal. También está indicado para aliviar el dolor de garganta y calmar la tos.

Aceites vegetales comestibles

*E*sta mañana, he salido a la terraza con una bandeja, y me he sentado a desayunar unas rebanadas de pan tostado en el que he dejado caer un sabroso chorreón de aceite de oliva virgen extra. Mientras que el jugoso pan crujiente llenaba mi boca de sabor, he visto la luz del sol atravesar el líquido de la botella. Y entonces han venido a mí unos versos que Neruda dedicó al 'oro líquido' entre los cuales, esta estrofa:

> aceite,
>
> tu inagotable paz, tu esencia verde,
>
> tu colmado tesoro que desciende
>
> desde los manantiales del olivo.

El aceite está compuesto principalmente por grasas, y quizás, es uno de los productos agroalimentarios con mayor nivel de regulación internacional en sus diferentes categorías, que se diferencian tanto por las características fisicoquímicas como por las organolépticas.

En los lineales disponemos de muchas categorías de aceites, además de encontrar una gran gama de marcas comerciales, que en ocasiones nos confunden a la hora de decidirnos por uno de ellos. De hecho, no todos presentan la misma composición ni los mismos nutrientes, debido a que los procesos de elaboración difieren de una grasa a otra.

La denominación de venta de los aceites de oliva corresponde a cada una de las categorías que establece la Unión Europea. Así, la máxima categoría comercial que vamos a hallar en los supermercados es el «*Aceite de oliva virgen extra*» que es elaborado con aceitunas sanas y en el que no se ha empleado ningún compuesto químico, produciendo como resultado, zumo de aceituna sin ningún defecto en su sabor. Este es un producto natural de máxima calidad y con unas propiedades organolépticas óptimas y perfectamente tipificadas. Este tipo hace mención expresa a esta categoría y en la etiqueta incluye una leyenda que explica que se trata de un «*Producto de categoría superior obtenido directamente del fruto del olivo y sólo mediante procedimientos mecánicos*» (*Figura 13*).

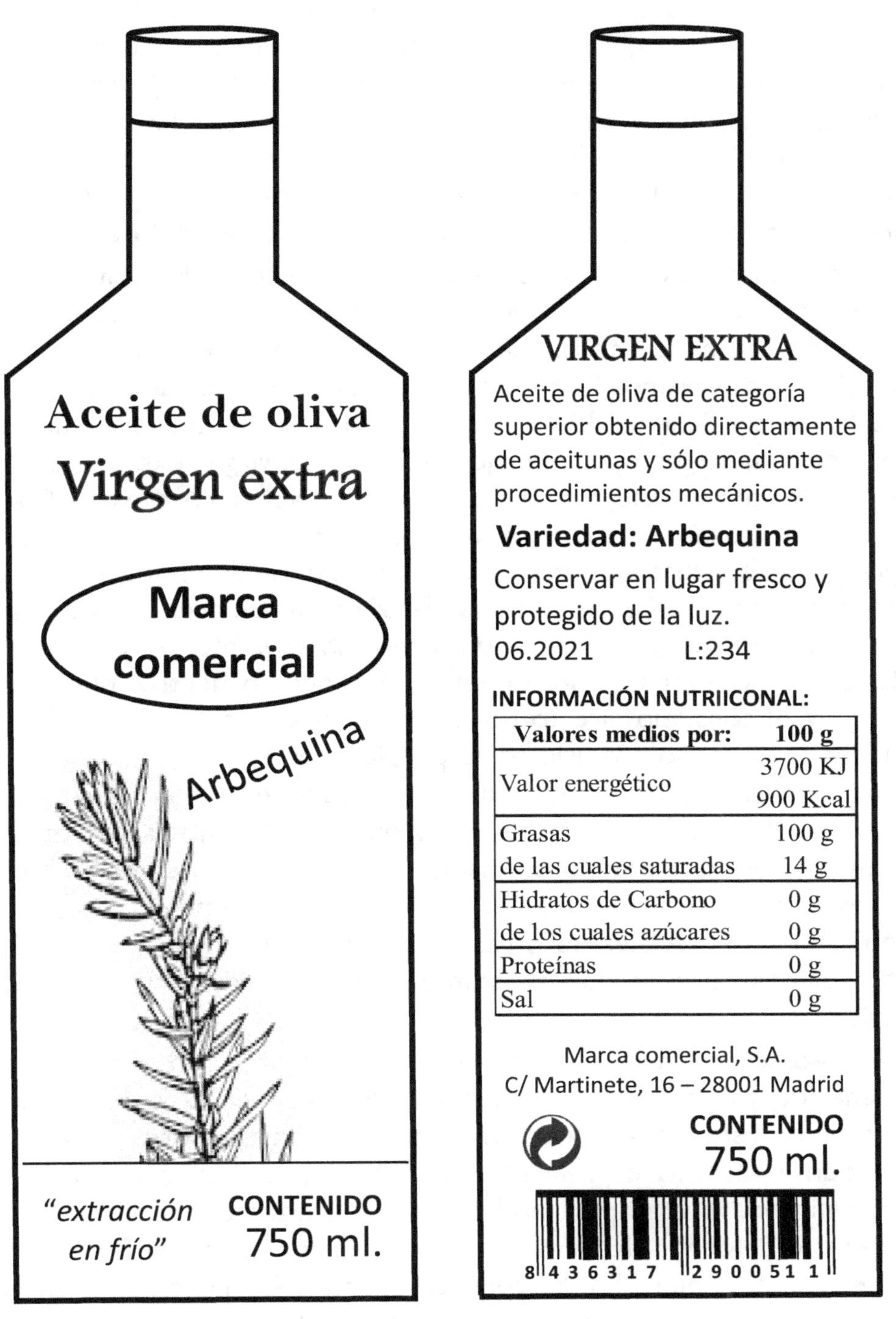

Valores medios por:	100 g
Valor energético	3700 KJ
	900 Kcal
Grasas	100 g
de las cuales saturadas	14 g
Hidratos de Carbono	0 g
de los cuales azúcares	0 g
Proteínas	0 g
Sal	0 g

Figura 13. Botella de *«Aceite de oliva virgen extra»*.

Otra opción de compra un poco más económica es el «*Aceite de oliva virgen*». En la etiqueta de estos aceites se puede leer también que es «*Obtenido directamente de las aceitunas y sólo mediante procedimientos mecánicos*». Tampoco se emplea ningún aditivo químico durante el proceso de elaboración, obteniendo un zumo de aceitunas puro. La diferencia con el «*Aceite de oliva virgen extra*» radica en que presenta unos ligeros defectos casi imperceptibles por los consumidores.

Otra de las tres categorías del aceite obtenido de la aceituna es la denominada como «*Aceite de oliva*». Este, es uno de esos productos que da sentido a la lectura de las etiquetas, si queremos mantener una dieta saludable. Si nos fijamos bien en ella, descubriremos que se trata de una mezcla que contiene un 80-90% aceite de oliva refinado y un 10-20% de aceite de oliva virgen o, en el mejor de los casos, virgen extra. En la lista de ingredientes se incluye su denominación de venta: «*Aceite de Oliva*» e indica que «*contiene exclusivamente aceites refinados y aceites de oliva vírgenes*». Este se usa para todo y está muy extendido en los lineales de los supermercados. Pero hablemos claro, refinar un aceite, no es darle un toque de elegancia y distinción, sino someterlo a procesos fisicoquímicos severos hasta obtener un producto neutro, que no es apto para el consumo directo por sus carencias en color, olor y sabor, por ello, es preciso añadirle estas propiedades con un porcentaje de aceite de oliva virgen o virgen extra para poder ser comercializado. Así que la denominación «*Aceite de oliva*» puede inducirnos a pensar que estamos ante un producto saludable, pero como ya hemos dicho, el proceso de refinado hace que pierda prácticamente todas las propiedades sensoriales (aroma y sabor) y nutritivas (vitaminas y antioxidantes), por lo que se convierte en una categoría de calidad inferior.

El «*Aceite de orujo de oliva*» es otra categoría comercial que se obtiene de los residuos de la pulpa de aceituna tras su primera extracción. Este se consigue mediante disolventes orgánicos y es sometido a técnicas de refinado para obtener el Aceite de orujo de oliva refinado, al cual, para poder ser comercializado, se le añade un porcentaje de aceite de oliva virgen o virgen extra con el fin de darle sabor, color y olor. En la etiqueta aparece la mención: «*Contiene exclusivamente aceites procedentes del tratamiento del orujo de oliva y de aceites obtenidos directamente de aceitunas*».

Siguiendo con las categorías de aceite, nos encontramos con los «*Aceites de girasol refinados*», obtenidos de la semilla del girasol. En menor medida, también podemos encontrar aceites refinados de soja, cacahuete, maíz, etc. Para elaborarlos, en todos ellos se utilizan disolventes orgánicos. Como se puede comprobar, el sabor no tiene nada que ver con un buen «*Aceite de oliva virgen extra*» y aunque sus precios sean más económicos, tendremos que usar mucha más cantidad para un aliño de ensalada con el fin de enriquecer su sabor.

Debido al peculiar procedimiento de extracción del aceite de máxima categoría comercial, con sólo procedimientos mecánicos y sin intervención de tipo químico, el precio del mismo puede ser entre 5 y 20 veces superior al de un aceite refinado de semilla por lo que no es comercialmente competitivo. De hecho, los aceites más empleados en la industria son el girasol y girasol alto oleico y, en menor medida, el aceite de oliva. Sin embargo, como veremos a continuación, el sabor y las propiedades de uno y otro, no tienen nada que ver.

Al fijarnos en la etiqueta de los aceites de oliva virgen o virgen extra, nos damos cuenta de que no se incluye una lista de ingredientes en ella, ya que estos alimentos están constituidos por uno solo (*Figura 13*). Además, observaremos que se hace mención al país de origen donde se ha realizado la cosecha de las aceitunas, que en el caso de ser diferente del país de elaboración, llevaría la siguiente leyenda en la etiqueta: «*Aceite de oliva virgen (extra) obtenido en (UE o Estado miembro) de aceitunas cosechadas en (UE, Estado miembro o tercer país)*». Esto es un aspecto fundamental para que los consumidores sepamos de dónde procede el aceite que consumimos.

Otro aspecto al que debemos prestar especial atención es la fecha de duración mínima de los aceites. Normalmente suele ser algo superior al año desde el momento en el que se inicia su comercialización. No obstante, en caso de ser consumido después de la fecha señalada en el envase, las alteraciones que se pudieran producir no pondrían en peligro la salud, sin embargo, las características propias del aceite podrían verse alteradas, incluido el sabor del mismo. De hecho, estas propiedades también pueden variar si el aceite no se conserva de forma apropiada. Es por ello que en las etiquetas aparecen menciones respecto a las condiciones especiales de conservación tales como «*Conservar en lugar fresco y alejado de la luz*», «*Preservar del calor y exceso de luz»* o similares (*Figura 13*), que deben ser seguidas por los consumidores para asegurar la calidad durante la conservación.

A veces en las etiquetas de los aceites de oliva virgen o virgen extra, como se indica en el ejemplo gráfico, nos encontramos la mención de *«Primera extracción en frío»*, que significa que es un aceite extraído mediante un único batido de la masa de aceituna triturada y el calor aplicado en el proceso jamás supera los 27°C. Hay que tener en cuenta que si la extracción en las industrias oleícolas se realiza a altas temperaturas, se va a elevar el rendimiento del aceite obtenido por cada kilo de aceituna pero con mermas en la calidad. Las elevadas temperaturas tienden a alterar las propiedades de los productos.

En los envases también podrán figurar indicaciones relativas a las características sensoriales del alimento, como son los atributos positivos, esto es, el frutado (verde o maduro), picante y amargo, pudiendo indicarse la intensidad para cada uno de ellos: *«Intenso»*, *«Medio»* o *«Ligero»*, y el de *«Equilibrado»* o *«Dulce»*.

Algunos consumidores reconocen los atributos positivos del *«Aceite de oliva virgen extra»*, como el amargo y el picante, como negativos, porque les resulta desagradable la sensación sensorial que se detecta al final de la lengua y en la garganta al probarlo. Por el contrario, y aunque pueda sonar extraño, el amargor y el picante de un aceite son atributos positivos. El amargor y el picante son sabores característicos de aceites obtenidos de aceitunas verdes o de principios de campaña.

Estos atributos positivos y su intensidad en el aceite están muy relacionados con la variedad de aceituna y en la fecha de recogida de esta para la elaboración. La elección de una u otra variedad según la aceituna debe depender de nuestras preferencias en cuanto a intensidad de sabor, partiendo de la base de escoger siempre la máxima calidad dentro de la categoría virgen extra. Hay variedades con aceites más amargos, como la 'Picual', y otras con menos, como la 'Arbequina'. Sin embargo, ambos aceites pueden ser de una calidad excelente aunque con parámetros organolépticos diferentes.

En las etiquetas de todos los tipos de aceites obtenidos de la aceituna, se pueden indicar otros parámetros de calidad como la acidez máxima. La acidez es un parámetro que mide la calidad de este producto, que muestra el deterioro de la aceituna antes de comenzar a producirse el aceite. A mayor acidez, menor calidad del aceite. Por ejemplo, un «*Aceite de oliva virgen extra*» tiene una acidez menor o igual a 0,8°. Sin embargo, es uno de los parámetros analíticos a controlar dentro de una larga lista que aparece en el Reglamento Europeo y que deben cumplir los aceites para poder clasificarse en sus diferentes categorías comerciales.

Algunas empresas mezclan aceites procedentes de diferentes variedades en distintas proporciones para obtener productos con ciertas peculiaridades organolépticas y adaptadas a sus clientes. Esto es conocido como 'Coupage'. Esta mención en la etiqueta es voluntaria al igual que indicar que un aceite es «*Monovarietal*», como en el ejemplo de la *Figura 13,* en el que se indica que la variedad de aceituna utilizada para la elaboración del aceite es 'Arbequina'. Pero el 'Coupage' puede realizarse mezclando variedades de aceituna durante la recogida, o como ya hemos dicho, elaborado a gusto del productor con el fin de modificar los atributos de un aceite y hacerlo más atractivo al consumidor. Se emplea también esta técnica cuando se pretenden conseguir características organolépticas lo más similares posibles en todas las campañas oleícolas.

Del mismo modo, hay aceites de oliva vírgenes que no son filtrados antes de ser envasados, obteniéndose lo que se conoce como aceite «*Sin filtrar*» o «*En rama*». Estos contienen micropartículas en suspensión constituidas por restos sólidos de la aceituna, dando un aspecto turbio al aceite y deben ser consumidos antes que aquellos sin filtrar. Estos aceites pueden ser envasados en atmósfera protectora para mejorar su conservación, lo que se consigue sustituyendo el aire del envase por una mezcla de gases que ralentiza su degradación.

Los aceites de oliva virgen presentan altos contenidos en ácido oleico, lo cual está asociado a una reducción en el riesgo de padecer cáncer. Otros aceites vegetales y animales presentan un perfil de ácidos grasos completamente diferentes. El aceite de coco, por ejemplo, presenta más del 90% de ácidos grasos saturados mientras que el de palma contiene un 50%. El aceite de oliva virgen obtenido naturalmente presenta un alto porcentaje de los famosos omega 3 y 6. La Organización Mundial de la Salud afirma que consumiendo 50 ml de este aceite se están ingiriendo las cantidades diarias recomendadas en estos compuestos.

Algo curioso respecto al aceite es que en invierno, cuando baja la temperatura ambiente, podemos encontrarlo parcialmente en estado sólido. Esto no es negativo, se trata simplemente de un cambio de estado de los ácidos grasos de bajo peso molecular. Es un fenómeno análogo al que se produce con el agua, que a temperatura ambiente es líquida y cuando esta baja de cuatro grados empieza a solidificarse. Hay quien podría pensar que le han sido agregadas grasas animales, pero esto no estaría permitido por la legislación vigente.

Una pequeña proporción del aceite presenta pigmentos responsables de la coloración, que además presentan propiedades antioxidantes. También contiene esteroles, que son compuestos químicos que inhiben la absorción intestinal del colesterol. Los compuestos fenólicos del aceite son responsables de la aportación de propiedades organolépticas, es decir, amargos y sensaciones picantes y astringentes. Cuantos más compuestos fenólicos tenga, más estabilidad le conferirá y durará más tiempo en nuestra despensa. Otros compuestos son los tocoferoles, vitamina E y aromas.

El aceite de oliva virgen no contiene colesterol. Su grasa es vegetal y como tal puede contener un máximo de 0,5% respecto al contenido de los esteroles, por tanto, si un aceite de oliva contiene colesterol, este será siempre añadido y producto de una adulteración.

Actualmente existe un consenso mundial entre los investigadores que certifican que el *«Aceite de oliva virgen extra»* es un potente antioxidante celular y, por supuesto, una dieta rica en este alimento es muy beneficiosa porque disminuye las posibilidades de enfermedades cardiovasculares. Este efecto ventajoso se consigue con la ingesta diaria de 20 g de aceite de principio de campaña que es el que contiene mayores cantidades de polifenoles, mejorando así la actividad antioxidante del organismo. De hecho, se podría usar esta declaración en las etiquetas de los aceites: *«Los polifenoles del aceite de oliva contribuyen a la protección de los lípidos de la sangre frente al daño oxidativo»*. Además, en el mercado existen aceites a los que les han adicionado antioxidantes para aumentar su calidad. Es el caso del *«Aceite de oliva virgen extra licopeno»*. Estos son enriquecidos con licopeno procedente principalmente del tomate mediante solubilización directa sin usar disolventes orgánicos y otros agentes químicos intermedios. El licopeno es un pigmento responsable del color rojo o anaranjado del tomate y otras frutas y verduras, siendo uno de los antioxidantes más potentes que encontramos en la naturaleza con propiedades beneficiosas para la salud.

Aceitunas de mesa y encurtidos vegetales

Qué costumbre más española irse a tomar cañas con los amigos. Y qué bien sabe esa cerveza si va acompañada de un platito de aceitunas machadas, rellenas, verdes o negras con hueso o sin él...o incluso aquellas de nueva generación, que con sus novedosos aliños y rellenos dan nombre a la práctica conocida como 'aceituning'. Seguramente en tu lista de la compra no falte una lata de aceitunas. Pero ¿qué sabes de este delicioso fruto proveniente del olivo?... ¡Otra ronda por favor!, y ¡tráiganos unas aceitunitas!

Las aceitunas son los frutos del olivo que contienen una pulpa carnosa, y un hueso que envuelve a una semilla en el interior. Este fruto recolectado del árbol, presenta un sabor amargo muy intenso debido a un compuesto químico llamado *oleuropeína*, que imposibilita su consumo directo en el momento de la recolección. Por este motivo, deben ser sometidas a un proceso de elaboración que las endulzará para convertirlas en alimentos comestibles. Las aceitunas son un producto muy arraigado a la cultura mediterránea y las consumimos en nuestros hogares y fuera de ellos como aperitivo o como ingrediente en ciertas recetas.

En la etiqueta de los envases de aceitunas de mesa se especifica, entre otras cosas, el color de las mismas, la forma de presentación, y las categorías comerciales.

En cuanto al color, tenemos aceitunas «*Verdes*», que son las obtenidas de frutos recogidos con color verde o amarillo paja. Las aceitunas de «*Color cambiante*» son de color rosado recogidas durante el inicio de la pigmentación natural del fruto. Este estado temprano de maduración se conoce como *envero*. Las aceitunas «*Negras naturales*» son aquellas en las que los frutos son recogidos en plena madurez o poco antes de ella, presentando un color negro rojizo oscuro. Finalmente tenemos las aceitunas «*Negras*» que son obtenidas de frutos que no estando totalmente maduros, han sido oscurecidos mediante un proceso de oxidación. Mencionar el color en la etiqueta, no será obligatorio para aquellas que estén en envases transparentes. En la *Figura 14* se indica que son «*Aceitunas verdes enteras*».

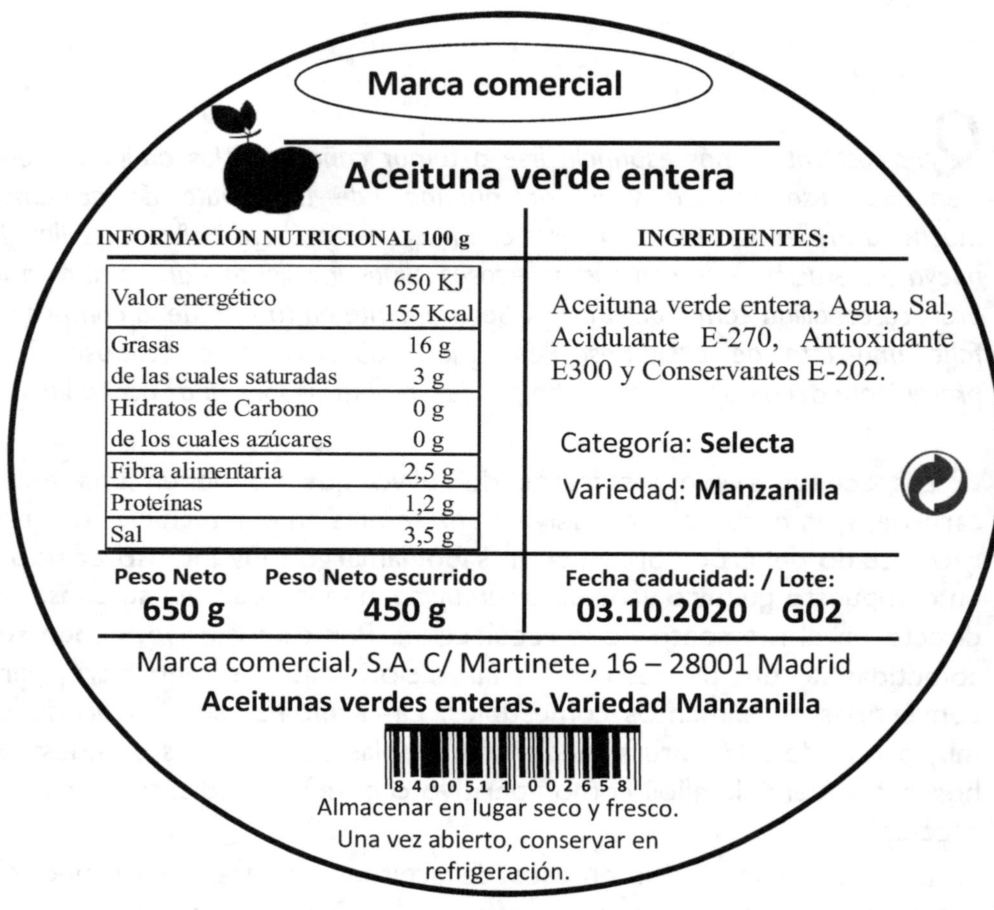

Figura 14. Envase de aceitunas verdes enteras.

Las formas comerciales de presentación de las aceitunas en los envases son muy variadas. Así, tenemos aceitunas con «*hueso*» o «*enteras*», que conservan su forma original, aceitunas «*sin hueso*» y aceitunas «*rellenas*» en las que se sustituye el hueso por un relleno (*Figura 14*). También podemos encontrar aceitunas en «*mitades*», en «*cuartos*», «*rodajas*», «*troceadas*», «*machacadas*» o «*partidas*», «*seccionadas*» o «*rayadas*», «*arrugadas*», «*punzadas*», etc.

Al igual que los aceites de oliva, estos productos pueden ser clasificados en distintas categorías comerciales. Así, podemos encontrar aceitunas clasificadas como «*Extra*», que se corresponden con aquellas con una calidad superior, presentando un grado de maduración adecuado y en cuyos envases está permitido un porcentaje muy bajo de aceitunas defectuosas. La otra categoría comercial es la de «*Primera*» o «*I*» o «*Selecta*», también de una buena calidad, pero en sus envases se permite un porcentaje más elevado de aceitunas defectuosas. En el ejemplo de la figura se muestra que son de la categoría «*Selecta*». Finalmente encontraremos las de «*Segunda*» o «*II*» o «*Estándar*», que son las que ofrecen peor calidad comercial, ya que admiten un mayor número de aceitunas con defecto en sus envases. Los defectos más característicos en las aceitunas son la presencia de materias extrañas en forma de restos de hojas, frutos manchados, mutilados, rotos, arrugados, etc.

En las latas también puede aparecer el calibre de las mismas. Este parámetro se expresa mediante una codificación numérica que equivale al número de frutos que entran en un kilogramo. Por ejemplo, el calibre 60/70 significa que hay de 60 a 70 frutos en un kilogramo de aceitunas y por tanto este calibre o tamaño de aceituna será mayor que las aceitunas con calibre 200/240, donde cabrían más aceitunas por kilogramo.

Del mismo modo, podemos encontrar otras menciones voluntarias en las etiquetas, como es el nombre de la variedad utilizada y el origen. La variedad de aceituna del ejemplo gráfico corresponde a «*Manzanilla*». El sector español demanda, cada vez más, incluir esta información en el etiquetado con el objeto de que el consumidor tenga un mayor conocimiento de este producto. De esta forma, se conseguiría combatir el incremento de las importaciones de algunas variedades que son traídas de otros países y comercializadas como si fueran de origen español. Es el caso de la «*Gordal de Sevilla*», que está amenazada por una variedad de calibre y características similares cultivada en Egipto y cuyos productores aprovechan la imagen y el prestigio de la aceituna sevillana.

El proceso de elaboración empleado es otra de las menciones incluidas voluntariamente en las etiquetas. Existen muchos procesos distintos para obtener aceitunas de mesa, sin embargo, uno de los más básicos es el «*Aderezo*», que consiste en someter a las aceitunas a un tratamiento con hidróxido sódico que sirve para eliminar el amargor y posteriormente colocarlas en salmuera, es decir, agua y sal, hasta que fermentan completa o parcialmente, dando lugar a las aceitunas verdes al 'estilo Español'. Otro proceso es el «Curado»: las aceitunas son introducidas directamente en salmuera donde ocurre una fermentación completa o parcial de manera natural. «Aliñado» es el proceso de añadir a la salmuera condimentos u otras especies naturales. La «Oxidación» es un tipo de elaboración en el cual las aceitunas se conservan en salmuera y posteriormente se oxidan en medio alcalino (hidróxido sódico), obteniendo aceitunas negras oxidadas que llevan el apellido de «Al estilo Californiano». La «Deshidratación» consiste en la adición de concentraciones altas de sal o en la aplicación de calor para que las aceitunas pierdan parte de humedad.

Estos productos alimentarios se suelen cubrir con un líquido en el que se encuentran gran parte de los ingredientes adicionados. Por lo tanto, otra información que nos mostrará el etiquetado de los envases es su contenido neto y el contenido neto escurrido cuando contienen el líquido de cobertura (*Figura 14*).

Al líquido de cobertura se le adicionan una serie de ingredientes para la conservación de las aceitunas, y cuya mención en el envase es obligatoria. Recordemos que las aceitunas han sido sometidas a un proceso de elaboración para endulzarlas, y por lo tanto, en el listado de ingredientes además de las aceitunas, se incluyen otros componentes. Las aceitunas aderezadas vendrán acompañadas de especias vegetales naturales para darle sabor, como laurel, ajo y orégano, e incluso pueden contener aromas artificiales que proporcionan un tipo de sabor concreto. También pueden llevar diversos aditivos alimentarios, dependiendo del tipo de elaboración, como la sal, acidificantes (E-330), como el ácido cítrico, láctico, acético; conservantes: benzoatos y sorbatos (E-202); alginatos, antioxidantes (E-300): ácido ascórbico y potenciadores de sabor como el glutamato monosódico (E-621, E-631). En el caso de las aceitunas negras oxidadas se utiliza gluconato ferroso, que es un aditivo alimentario que sirve para fijar el color negro de las aceitunas ya ennegrecidas por oxidación. Los aditivos señalados podrán utilizarse solos o en cualquier combinación. No obstante, algunas empresas elaboran de forma tradicional y aliñan con productos naturales sin la adición de aditivos artificiales.

Además, en los lineales de los supermercados encontramos diversos productos que son sometidos a un proceso de conservación conocido como «Encurtido». Este proceso se lleva a cabo mediante una fermentación en la que las bacterias lácticas juegan un papel esencial, al igual que ocurre con las aceitunas verdes elaboradas al '*estilo Español*' o '*sevillano*'. El empleo de estos cultivos vivos ayuda a mejorar la calidad y seguridad de la fermentación láctica ya que al inocular con microorganismos seleccionados se produce una estandarización y homogeneización del producto final, consiguiéndose, como decíamos, una buena calidad.

Entre los encurtidos vegetales más comercializados en los supermercados, tenemos pepinillos enteros o en tiras, alcaparras, cebollitas, mezcla de hortalizas, guindillas, altramuces, variantes a las finas hierbas, banderillas picantes, etc.

Tanto las aceitunas como otros encurtidos vegetales que hay en los supermercados vienen envasados con diferentes materiales que en ocasiones sirven para atraer la vista de los clientes y, por supuesto, para que el alimento se conserve correctamente. El más común es el cristal, que es el envase más aconsejable para conservar las propiedades del producto y en el que permanecen las aceitunas visibles. Además, nos permite almacenar las aceitunas una vez abiertas. La hojalata es el envase más utilizado para las aceitunas negras, con la ventaja del abrefácil. Los envases de plástico en formato de tarros, botes, garrafas, cubos, etc., también son muy utilizados, principalmente para aceitunas aliñadas y estilos tradicionales.

La elaboración de los encurtidos vegetales se realiza introduciendo los productos en una solución o líquido de gobierno constituido de agua con sal (salmuera) o una solución ácida cómo el ácido acético o cítrico, junto con una serie de conservantes, para ser posteriormente envasado. Este tipo de productos debe ser sometido a una pasteurización térmica con el objeto de estabilizarlos. Al igual que ocurre con las aceitunas, a los encurtidos se les pueden añadir otros ingredientes, como aceite, azúcares, especias, aromas o extractos vegetales. En los encurtidos vegetales está permitida la adición de sulfitos: «*Conservador: dióxido de azufre*» o «**Contiene Sulfitos*».

Finalmente, los envases con estos productos pueden ser sometidos a uno o varios tratamientos de conservación para prolongar su vida útil. Al igual que ocurría con las frutas y hortalizas en formato de IV Gama, los envases que contienen las aceitunas y/o encurtidos vegetales pueden ser sometidos a una atmósfera protectora mediante la sustitución del aire por gases inertes. También pueden ser envases a los que se les ha realizado el vacío mediante la eliminación del aire. Otras, sin embargo, se conservan en refrigeración, y por lo tanto, el consumidor debe mantener la 'cadena de frío' para evitar el deterioro del producto.

Un tratamiento de conservación muy empleado es la pasteurización térmica, proceso en el cual las aceitunas son sometidas a un tratamiento térmico en el que se destruyen microorganismos. Este es el tratamiento al que son sometidas las aceitunas verdes al 'estilo Español' y en el que se puede leer la siguiente mención: «Aceitunas tratadas mediante pasteurización». En los encurtidos aparece «Producto pasteurizado», por lo que son comercializados a temperatura ambiente, presentando una vida útil muy duradera.

Finalmente, están las aceitunas que son esterilizadas térmicamente. Este es un tratamiento más agresivo que la pasteurización en cuanto a temperatura y tiempo, y se emplea para inactivar y destruir todas las formas de vida de microorganismos de los envases. Las aceitunas negras oxidadas al 'estilo californiano' son tratadas mediante este sistema de conservación, indicándose en la etiqueta: «Aceitunas esterilizadas». Estas aceitunas también tienen una larga vida útil.

En las etiquetas de los envases de aceitunas y encurtidos vegetales se indica la información nutricional obligatoria (*Figura 14*). Las aceitunas tienen un gran valor nutricional. La aceituna es tomada principalmente como aperitivo y es un alimento importante en la dieta mediterránea debido a los numerosos beneficios que aporta y por supuesto a la gran presencia de olivos en la Europa del sur. Su contenido en fibra es de 4,4 g por cada 100 g, por tanto, puede considerarse como «*Fuente de fibra*». La proporción de grasa suele estar en torno al 20% siendo, como ya se ha dicho, el ácido oleico (82%) el ácido graso más abundante, seguido del palmítico (13%), linoleico (Omega-6) (5%), esteárico (3%) y linolénico (Omega-3) (1%). Dentro de los minerales, el sodio es el que aporta en mayor cantidad además de otros como potasio, calcio, fósforo, magnesio, hierro y yodo. Además contienen una pequeña fracción de vitaminas como las del grupo B y liposolubles como la provitamina A y E que también tienen acción antioxidante. Finalmente destacamos que las aceitunas tienen bajo contenido en azúcares.

Panes

Desde el Neolítico hasta nuestros días, hay un alimento que nunca ha faltado en nuestra mesa. Ese alimento es el pan, uno de los primeros productos procesados en la historia de la humanidad. Y hoy llego a casa con una bolsa de papel y dos barras de pan de pueblo recién hecho en su interior, como si el tiempo se hubiera detenido durante miles de años. Cuando deposito el pan sobre la mesa me separo del aroma que me ha acompañado durante todo el camino y que ahora perfuma la cocina abriéndonos el apetito a todos los habitantes de la casa. Qué haría yo sin pan...

El pan juega un papel esencial en la alimentación de los seres humanos. Existe una gran variedad de recetas, pero todas ellas, parten de una masa elaborada con harina de trigo que se mezcla con agua y sal. También pueden emplearse otros cereales, como la cebada y el centeno. Hay panes que se elaboran con materias grasas como aceite, manteca o mantequilla, otros son aderezados con semillas y especias. El otro componente estrella de este alimento es la levadura que provoca la fermentación de la masa y le hace ganar volumen antes de ser horneada. Este ingrediente da lugar a un pan tierno y esponjoso. Según los ingredientes utilizados y la forma de elaboración podemos clasificar estos alimentos en varias categorías: 'pan común', 'pan especial' y 'productos semielaborados', que vamos a ver cuáles son y qué nos dicen sus etiquetas.

El 'pan común' es un alimento consumido en las 24 horas siguientes de su fabricación. Se elabora mediante la cocción de una masa de harina y agua fermentada por una levadura específica o mediante la utilización de masa madre, que es una masa fermentada con microorganismos naturales de la harina, que aporta al pan unos aromas y características determinadas.

Las denominaciones más usuales que suele recibir son: «*Pan bregado, de miga dura, español o candeal*». Otros nombres tradicionales son: «*Pan de telera*», «*Lechuguino*», «*Fabiola*», etc. El pan común se caracteriza por tener una miga blanca apretada y muy densa, tiene poca humedad y una corteza fina y ligeramente dura y crujiente, con una superficie llana a la que en ocasiones se le hacen unos pequeños cortes. En el interior, contiene alveolos finos y uniformes con textura suave. En los lineales lo distinguiremos porque presenta formas redondeadas, de cuadros, de rosca, espigas o trenzas, entre otras.

«Pan de flama» o de *«Miga blanda»* son otras de las denominaciones que se adjudican al pan común. Este contiene mayor cantidad de agua que el anterior y los alveolos de la miga son más irregulares. Ejemplos de esta variedad son el *«Pan de baguette»*, *«Chapata»* y *«Payés»*, entre otros. Dentro de estas denominaciones se incluye el llamado *«Pan de pueblo»*, elaborado de forma tradicional en las zonas rurales. La corteza de este es más gruesa que la del pan común, conteniendo una miga blanca.

También se pueden utilizar harinas integrales para su elaboración. De hecho, el *«Pan integral»* o *«Pan 100% integral»* está fabricado exclusivamente con harina integral 100% (*Figura 15*). En el ejemplo de la figura vemos que en la denominación del producto se incluye que es *«100% integral»*. En este caso, no hay duda de que se ha utilizado una harina de trigo integral para su elaboración. También puede mencionarse que ha sido *«Elaborado con grano entero»*, es decir, el cereal se muele entero sin sufrir ningún proceso de refinación, por lo que conserva el salvado, o lo que es lo mismo, las capas exteriores del grano, que son más fibrosas y ayudan a equilibrar el tránsito intestinal, evitando el estreñimiento.

Pero algunos de estos panes llevan una proporción de harina integral escasa y podrían no estar a la altura de nuestras exigencias en relación con la dieta que sigamos. Así que, como siempre, vamos a tener que fijarnos bien en la etiqueta. No todos los panes que hallamos en los supermercados son 100% integrales, ya que pueden contener harina integral mezclada con otros tipos de harinas que no lo son. Estos productos también son una buena opción para los consumidores, pero siempre es bueno saber qué es lo que compramos. Para diferenciarlo de un auténtico pan integral, nos fijaremos en el porcentaje que nos muestra la mención en la etiqueta. Seguramente encontremos dos cantidades diferentes. Pongamos como ejemplo un pan que tenga en el frontal de la etiqueta la siguiente indicación: *«Elaborado con harina integral 60%»*. En este caso, el consumidor debe saber que del total de harina utilizada en la elaboración del producto, un 60% es integral y un

40% es harina no integral. Sin embargo, cuando miramos el listado de ingredientes, vemos que contiene sólo un 40% de harina integral. ¿Qué es lo que ocurre entonces? Podríamos pensar que nos están engañando, pero no es así. Lo que pasa es que el 60% de la harina integral utilizada representa un 40% en toda la lista de ingredientes del pan, es decir, del total de ingredientes, un 40% es harina integral y el resto es agua, otras harinas, aceite, azúcares, conservantes, levaduras, etc.

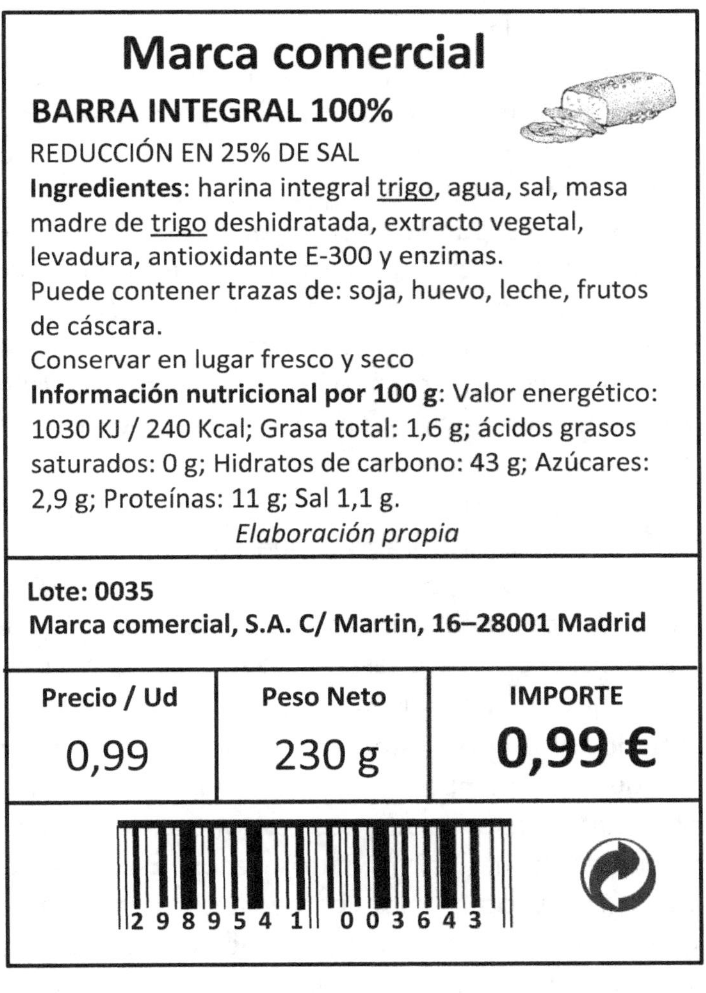

Figura 15. Envase de pan 100% integral.

El pan no sólo se elabora con harina de trigo, también se pueden utilizar harinas de otros cereales como el centeno, espelta, avena, etc. Estas suelen aportar grandes beneficios para la salud y están muy demandadas por los consumidores. La denominación que veremos en las etiquetas es «*Pan 100% de...*» o «*Pan de...*» seguido del nombre del cereal, por ejemplo «*Pan de centeno*». En el caso de que se utilicen distintos tipos de harinas, estas se indicarán en la etiqueta porcentualmente, por lo que veremos la enumeración de los cereales usados como ingredientes en orden decreciente de peso en el pan: «*Harina de trigo y cebada*».

El «*Pan artesano*» es otra de las menciones que veremos reflejadas en algunas etiquetas, refiriéndose a aquellos panes elaborados bajo la dirección de un maestro panificador artesano. En este caso se pone en valor el factor humano frente a procesos de elaboración industrial. Incluso, los fabricantes pueden poner en la etiqueta de «*Fermentación lenta*», lo que significa que la masa compuesta por harina, agua y levadura de panificación, ha reposado a una temperatura superior a los cuatro grados al menos durante ocho horas. También se pueden añadir menciones como «*Pan de leña*» o «*Pan de horno de leña*» solo para aquellos panes que son cocidos en un horno en los que utiliza madera como combustible.

Recordemos que el pan común que compramos en los supermercados ha sido elaborado y puesto a la venta en las 24 horas después de su cocción, por lo que se considera pan del día. Sin embargo, cuando después de haber pasado este tiempo no se ha vendido, se transfiere a otro estante diferente con la advertencia al consumidor de que es pan antiguo.

En el listado de ingredientes como siempre, es muy importante fijarse en aquellos componentes que puedan causar alergias o intolerancias. Entre ellos podemos encontrar cereales con gluten, huevo, cacahuetes, leche, soja y frutos secos. Estos se destacan en la etiqueta en negrita u otro color, o mediante un tipo de letra distinta (*Figura 15*). También podemos ver la mención «*Contiene...*» seguida de la sustancia, como por ejemplo, «*Contiene gluten*» o la advertencia de la presencia de ciertos compuestos en pequeñas cantidades provocadas por contaminaciones cruzadas «*Puede contener trazas de: ...*».

El gluten es la principal proteína presente en algunos cereales como el trigo, avena, cebada y centeno, siendo incompatible con la enfermedad celiaca. Ciertos consumidores padecen esta dolencia debido a que no toleran el gluten. Es un problema digestivo que daña el intestino delgado y se manifiesta con variados síntomas, como pueden ser hinchazón, diarrea, dolor de estómago, vómitos, etc. Esto provoca una gran dificultad para absorber los nutrientes, vitaminas y minerales que contienen los alimentos que, en casos extremos, podría causar, si no se trata adecuadamente, una serie de consecuencias sobre todo en los niños, como pueden ser la pubertad tardía, retraso en el desarrollo (crecimiento y estatura), pérdida de peso, etc.

Si continuamos visualizando la etiqueta del pan común envasado, (*Figura 15*) encontraremos la cantidad neta contenida en el envase, por ejemplo, «*Peso neto: 230 g*». También puede venir indicada la fecha de consumo preferente o la fecha a partir de la cual el panadero considera que las características de olor, sabor, frescor, etc. se verán alteradas. También se podrán describir las condiciones especiales de conservación, como «*Mantener en lugar fresco y seco, alejado de la luz y la humedad*». Además encontraremos el nombre o razón social y dirección de la empresa panificadora o del operador. Esta información es importante para que los consumidores conozcamos de dónde procede el pan que consumimos.

También se muestra la información nutricional en la que se incluye el valor energético, y las cantidades de grasas, ácidos grasos saturados, hidratos de carbono, azúcares, proteínas y sal. Como en otros alimentos, esta información podrá completarse con otros datos adicionales tales como el contenido en ácidos grasos monoinsaturados y poliinsaturados, fibra, vitaminas, minerales, etc.

A partir del año 2022 la cantidad de sal que se añade al pan común durante el proceso de elaboración va a disminuir progresivamente por ley hasta alcanzar valores desde el 2,20% hasta el 1,31% como límite máximo de cantidad de sal añadida. Por lo tanto, el pan estará menos sabroso, pero será mucho más sano. Esta reducción es debida a que los españoles consumimos más del doble de la cantidad de sal recomendada, mucha de la cual procede de alimentos preparados, como es el caso del pan. En el ejemplo de la *Figura 15* se observa que el industrial pone en valor la reducción de esta en un 25%. De hecho, en la información nutricional impresa en la etiqueta se puede verificar el contenido de sal añadido al alimento.

En algunos establecimientos se vende el pan a granel sin envasar. En este caso los comerciantes también indican cierta información sobre las características del producto que vamos a adquirir. Esta suele venir reflejada en unos carteles o rótulos situados al lado de cada tipo, facilitando a los consumidores su fácil lectura para tomar la decisión más acorde a nuestros gustos. El contenido de los rótulos informativos hace mención a la denominación del alimento, ingredientes, sustancias que causan alergias o intolerancias, el peso del producto y precio por unidad.

Como hemos comentado, el 'pan común' recién elaborado es muy apreciado por los consumidores debido a su delicioso aroma y sabor. Sin embargo, en los lineales de los supermercados también podemos encontrar otro tipo de pan, conocido como 'pan especial', que es completamente diferente al pan común ya que se fabrica mediante procedimientos tecnológicos especiales como puede ser rallado, cocido en molde, etc.

En el mercado existen multitud de denominaciones diferentes de panes especiales. Encontramos panes elaborados con distintas harinas al que se le adicionan semillas comestibles de otras especies vegetales como puede ser el amaranto o quinoa. La denominación de este tipo de panes en la etiqueta se realiza con la indicación de «*Pan de...*» más los cereales o semillas que se han añadido durante el proceso de elaboración y con una indicación expresa del porcentaje que representa en el producto final. Un ejemplo de este tipo de panes es el «*Pan con nueces*», que si nos fijamos en sus ingredientes ordenados por importancia en el etiquetado, tendremos «*Harina de trigo, agua, nueces (10%), levaduras y sal*».

También está el «*Pan multicereal*» elaborado con tres o más harinas diferentes, de las cuales al menos dos proceden de cereales. Se denomina «*Pan multicereal*» o incluye el término «*Multicereal*» en la denominación. De este modo, podemos ver en los supermercados panes multicereales elaborados con harina de trigo, maíz, centeno y copos de avena a los que han podido adicionar semillas de girasol, linazas y mijo. Un ejemplo de este tipo de panes especiales son aquellos elaborados con mezcla de varios cereales con semillas como es el denominado «*Barra multicereales tradición*» cuyos ingredientes son «*Harina de trigo, agua, semillas (sésamo, lino, pipas de girasol, trigo), cereales 2% (harina maíz tostada, harina trigo malteada), sal y levadura*».

Siguiendo con los panes especiales nos topamos con el «*Pan de Viena*», «*Pan de nieve*» o «*Pan bombón*», en el que además de los ingredientes habituales del pan común, se le adicionan azúcares, leche, grasas o aceites.

También son panes especiales el «*Pan de molde*» y otros que por sus características de elaboración o ingredientes adicionales son peculiares, como el «*Pan bizcochado*», «*Pan dulce*», «*Pan de frutas*», «*Palillos*», «*Bastones*», «*Pan ácimo*», «*Pan pita*», «*Tortilla de* (seguido por el nombre del cereal o cereales)» y otros.

A estos tipos de panes especiales se les suelen añadir otros ingredientes en forma de aditivos alimentarios ya que por sus características y contenido en agua es necesario para alargar la vida útil del alimento hasta los 10-12 días. Entre estos están los conservantes (E-282 y E-200), estabilizantes (E-412) y antioxidantes (E-300).

En el mercado también existen otros tipos de panes especiales que se caracterizan por haber sido estabilizados mediante tratamientos de calor, que consiguen que estos tengan una vida útil mucho más duradera, es decir, de varios meses a un año, siempre y cuando el producto se conserve tal y como se indica en su etiqueta. Normalmente recomiendan «*Conservar el alimento en lugar fresco y seco y alejarlo de fuentes de luz, evitando la exposición a los rayos del sol*». Este tipo de panes especiales reciben distintas denominaciones que dependen del modo de fabricación empleado. Así, existen en el mercado ejemplos como el «*Pan tostado*» y «*Biscote*» que tras un proceso determinado de cocción, se corta en rebanadas para posteriormente ser tostado y envasado. Los «*Colines*», «*Regañás*» o «*Picos*» son piezas de miga seca, crujiente y quebradiza, y de sección estrecha a los que en su proceso de elaboración se les añaden grasas o aceites. También encontramos en los lineales de los supermercados «*Pan rallado*» que es pan sometido a un proceso de trituración.

Hay que destacar que a los panes especiales se les pueden adicionar diferentes ingredientes como son el gluten de trigo, leche, suero, huevos, harinas o semillas distintas a los cereales, harinas de malta o extracto de malta, azúcares y miel, grasas y aceites comestibles, cacao, especias, condimentos y semillas, frutas u otros vegetales, con los que se puede elaborar una amplia gama de texturas y sabores.

Los consumidores sabemos apreciar un buen pan recién horneado, sin embargo nuestro rápido estilo de vida nos obliga a ser prácticos y consumir aquellos que encontramos en el supermercado parcialmente horneados o incluso congelados. Esta gama se encuadra dentro de los 'productos semielaborados'. Un ejemplo es el «*Pan precocido*», o aquella masa panaria en la que se ha interrumpido el cocido antes de estar completamente terminada, y que posteriormente es sometida a un proceso de conservación, como es la congelación. Es el caso de las «*Baguetinas de pan precocido ultracongeladas*» en cuyo etiquetado se recomienda «*Conservar a -18 °C. Una vez descongelado, no volver a congelar*».

También existen las «*Masas congeladas*» o incluso hay otras semielaboradas que se han sometido a algún proceso de conservación diferente a la congelación, como la «*Masa hojaldre refrigerada*», que requiere conservarse en frío a +4°C.

Como ya sabemos estos panes o masas son semielaboradas por lo que son fáciles de utilizar y preparar en los hogares, por lo tanto tienen un buen nicho de mercado. Al ser sometidos finalmente a un proceso de conservación, como la congelación, estos productos pueden permanecer mucho tiempo en los supermercados manteniendo su calidad.

Finalmente, podemos decir que el pan nos aporta una gran cantidad de energía debido a que contiene un alto porcentaje de hidratos de carbono, seguido de proteínas y grasas, estas últimas en menor proporción. Es rico en vitaminas y nutrientes. Contiene hierro, magnesio, potasio, ácido fólico y vitaminas B6 y B2, entre otros componentes. También es fuente de fibra, aunque el que mayor contenido tiene es el integral, por lo que ayuda al tránsito intestinal. La Organización Mundial de la Salud recomienda una ingesta de unos 250 g de pan al día.

Pastas

Ancona, Italia, año 2016. Mi familia y yo estamos sentados en la mesa de un conocido restaurante en la playa de Palombina, mirando el mar Adriático mientras degustamos unas deliciosas aceitunas 'Ascolanas', típicas de la zona, que con su relleno de carne y crujiente rebozado nos calman la ansiedad de la espera por el primer plato, que se haría larga sin un buen aperitivo. De repente, un camarero se abre camino entre las mesas pobladas de gente. En su mano derecha sostiene un plato humeante que coloca delante de mí. ¡Mmmmh! 'Spaghetti alle bongole', a continuación llegan los 'Ravioli ai quattro formaggi' y los 'Gnochi alla gorgonzola' de los otros comensales. La brisa del mar nos acompaña. Listos para disfrutar de un buen plato de pasta fresca. Buon appetito ragazzi!

Para la alimentación humana se cultivan distintos tipos de cereales como el trigo, arroz, maíz, avena, cebada o centeno. El grano del cereal tiene una estructura muy similar de unas especies a otras, constituidos por tres partes bien diferenciadas: el germen o embrión que es rico en grasa, el endospermo que es rico en proteínas y las capas exteriores del grano que se conocen como salvado, que contiene mucha fibra.

Los granos son molidos en la industria con el objeto de separar o no las distintas capas del grano de cereal que posteriormente serán utilizadas para la elaboración de pastas. Por lo tanto, tras el proceso de molienda y tamizado, se obtienen distintos tipos de productos como es el salvado, con un mayor tamaño, la sémola, constituida por una estructura más granulada que se forma tras la trituración del endospermo, y las harinas, que provienen de las partículas más finas del endospermo.

Con estas materias primas se producen las 'pastas alimentarias simples' que son elaboradas principalmente mediante la formación de una masa de sémolas o harinas de trigo duro que se mezclan con agua y se someten posteriormente a una desecación para la estabilización del producto.

En los lineales también vemos 'pastas alimenticias compuestas', que son aquellas que durante su elaboración se emplean otros ingredientes como el gluten, huevos, leche, hortalizas y leguminosas, que pueden ser desecadas o conservadas de diversas formas. Por ejemplo, la «*Pasta con tomate y espinacas*». Ya sabemos que para conocer la cantidad o proporción de cada componente del alimento, tendríamos que fijarnos en la lista de ingredientes: «*Sémola de <u>trigo</u> duro, tomate concentrado (5%) y espinacas deshidratadas (2,5%)*». Naturalmente, cada industria tiene su propia receta y está en nuestra mano saber elegir el producto más apropiado para su consumo.

También existen las pastas alimenticias rellenas, que contienen en su interior una mezcla de carne, grasas, pan, verduras, hortalizas, huevos, distintos tipos de quesos e incluso agentes aromáticos. Las pastas rellenas más conocidas por los consumidores son los «*Ravioli*» que presentan una estructura de paquete cuadrado, los «*Ñoquis o gnocchi*» que son una mezcla de harina y patata, los «*Tortellini*» con forma de rollitos anudados, etc.

La pasta es un alimento muy popular en todo el mundo y existen formas y tamaños para todos los gustos. Así, tendremos pastas con forma de tubo como los «*Macarrones*» o los «*Penne o plumas*», finas y alargadas como los «*Spaghetti*», retorcidas como los «*Fetuccini o nidos*», o con forma laminar como es el caso de la «*Lasagna*», o incluso rellenas como son los «*Tortellini*» o los «*Ravioli*». Los «*Fusilli*» son pastas con forma de tornillo, los «*Farfalle*», tienen forma de lazos o mariposas y suelen tener huevo o verduras, los «*Rigatoni*» son tubos alargados similares a los macarrones pero con estrías superficiales. Las pastas son productos muy versátiles en la cocina, pudiendo formar parte de ensaladas, ser guarnición del pescado o la carne y por supuesto servirse como plato principal en la comida.

La indicación del país de origen de las pastas alimentarias no es obligatoria en España. Sin embargo algunas marcas hacen esta mención para que los consumidores estén mejor informados sobre el producto. Es el caso de la mención: «*Fabricado en España. Made in Spain*» o «*Elaborado en España*». Esta indicación, naturalmente, significa que la pasta fue elaborada en España, sin embargo, esto no nos asegura que las materias primas sean de origen español. Veamos como ejemplo: «*Origen: esta pasta se fabrica en España a partir de trigo duro de diferentes orígenes*». Como se puede observar en esta mención, el origen de los cereales puede ser variado y no está especificado con exactitud. En otros países como Italia y Francia ya es obligatorio para los industriales incluir en la etiqueta el país donde se muele el grano con el que se ha elaborado la pasta.

Algunos, tenemos como costumbre consumir 'pastas alimenticias frescas' que no han sido sometidas a un proceso de desecación para la estabilización del alimento. Obviamente estas poseen una textura y sabor característicos que aportan calidad a los platos que cocinamos con ellas. En Italia, cuna de este producto, es tradicional el consumo de pastas frescas, que se venden a granel en los supermercados. En España, sin embargo, este producto se comercializa envasado en atmosfera protectora, como por ejemplo la *«Pasta fresca al huevo rellena de queso de cabra y cebolla caramelizada»*. El consumo de estos alimentos debe realizarse en un periodo de tiempo corto, por lo que es importante fijarse en la fecha de caducidad que se indica en el envase. Además, se suelen indicar frases como: *«Una vez abierto consumir en tres días»*. Estos productos deben de ser conservados en refrigeración y no se debe romper la 'cadena de frío' desde el supermercado hasta nuestros hogares. Dada la importancia de conservar estos alimentos en frío, los industriales lo indican en el envase: *«Conservar en frigorífico a +4-6 grados centígrados»*. Los ingredientes que contienen en su relleno son más numerosos y normalmente se suelen indicar separados de aquellos que son propios de la pasta.

No obstante, las 'pastas duras' tienen muy buena calidad y conservan bastante bien las características nutritivas del alimento. De hecho, en la etiqueta se menciona *«Secada de forma progresiva a baja temperatura»*. El consumo en los hogares de este tipo de pasta es muy cómodo, puesto que presentan una vida útil larga, de hasta varios meses, lo cual viene indicado con la mención *«Consumir preferentemente antes de...»*, además de ser fácil de almacenar en las despensas de nuestros hogares, ya que la recomendación que los fabricantes nos suelen hacer es: *«Conservar en lugar fresco y seco»*.

No podemos obviar que algunos ingredientes utilizados para elaborar las pastas alimentarias son propensos a causar alergias e intolerancias alimentarias. Por ello, recordamos que, como siempre, en la etiqueta se advertirá que hay componentes que pueden causar algún riesgo en la salud de ciertas personas y estos vendrán destacados en el listado de ingredientes con una serigrafía diferente, por ejemplo subrayados, en negrita, o con otro color de letra distinto del resto. Las pastas alimentarias simples, mayoritariamente suelen estar elaboradas con grano de trigo. Este cereal, al igual que la avena, la cebada y el centeno, contiene gluten, una proteína difícil de tolerar por el organismo de las personas celiacas. De hecho en la etiqueta se indica: «*Ingredientes: sémola de trigo duro*». En este caso, se subraya el ingrediente causante de alergia o intolerancia. En el caso de las pastas alimentarias compuestas, rellenas o frescas, a las que se añaden ingredientes como huevo, cacahuetes, leche, soja o incluso frutos secos, se destacan también en el etiquetado aquellos con riesgo de causar alergias o intolerancias. Por ejemplo, «*Ingredientes: sémola de trigo duro y huevo en polvo rehidratado (16,6%)*».

Dada la importancia que tiene que la pasta esté cocinada en el punto justo, es decir que no quede demasiado blanda o demasiado dura, los industriales suelen hacer una serie de recomendaciones en la etiqueta para que el consumidor las cocine apropiadamente, tal y como lo hacen en Italia, para obtener ese punto de cocción que comúnmente se conoce como 'al dente'. Por ejemplo, «*Instrucciones de cocción: 100 g pasta, 1 litro de agua, 7 g de sal. Añadir la sal en el agua hirviendo. Echar la pasta. Remover durante el primer minuto de cocción. Tiempo de cocción 12 min. Escurrirla sin eliminar completamente el agua*». También hay pastas que por sus características presentan una cocción rápida. Esto se indica en la etiqueta con frases como: «*Cocción rápida. Al dente en 3 minutos*». La expresión «*Al dente*» significa que la pasta se encuentra ligeramente cruda en el interior, por lo que el contenido en nutrientes estará mejor conservado en comparación con una que esté muy cocida, en la que el exceso de exposición a alta temperatura puede provocar pérdidas de ciertos nutrientes, como por ejemplo vitaminas.

La composición química de las pastas simples está constituida principalmente por carbohidratos y proteínas, característicos de los cereales que contienen como ingredientes. En general, su valor energético es elevado, unos 344 Kcal por cada 100 g, siendo componente mayoritario los hidratos de carbono, en proporciones parecidas al 68%, de los cuales 3,5% son azúcares. El contenido en proteínas suele ser del 12%, el de fibra alimentaria del 3%, y tienen un bajo contenido en grasas que suele ser de un 2%.

Arroces

Cada vez que estoy en mi tierra, Málaga, más en concreto en Torre del Mar, mi familia y yo hacemos una escapadita a la preciosa Nerja. Después de un bañito en alguna de sus calas, y un obligatorio paseo por el Balcón de Europa, el apetito nos conduce siempre al mismo sitio, el 'Chiringuito del Ayo' dónde se reunían a comer paella los muchachos en la conocida serie 'Verano Azul'. Allí mientras esperamos mesa, solemos saludar al protagonista de la popular serie, que con su característica cinta alrededor de la frente y unas botas altas para protegerse del fuego, enriquece las enormes paelleras de ingredientes, para que no dejen de salir esos platos que los turistas esperan con deseo en sus miradas. Mientras, los camareros vuelan entre las mesas para que esa espera sea más leve. Una vez sentados, se agradece el sombrajo de brezo que atenúa el ardiente sol veraniego. Con el mar azul que baña la playa de Burriana al fondo, estamos listos para degustar la paella, el plato 'typical spanish' por excelencia, mundialmente conocido y cuyo principal ingrediente es el arroz.

El arroz es una planta de cereal de la familia de las gramíneas que produce un fruto comestible. Se cultiva en terrenos inundados debido a que necesita mucha agua para su desarrollo. Esto permite en gran medida reducir la aparición de las malas hierbas que obstaculizan el crecimiento de los cultivos. Después del maíz, el arroz es el cereal más consumido. España es un importante productor, siendo las zonas del Guadalquivir, vegas del Guadiana, delta del Ebro y las marismas valencianas las más explotadas.

Tras ser cosechado se le elimina la humedad, y se descascarilla separando el salvado de las capas más superficiales del grano, dando como resultado el producto blanco que habitualmente encontraremos en los lineales de los supermercados. Cuando el salvado no es eliminado, tendremos lo que conocemos como «Arroz integral» que presenta un tono más oscuro y tiene mayor cantidad de fibra aportada por dicha capa. Otro tipo es el «Arroz vaporizado», que se somete a un tratamiento para gelatinizar el almidón contenido en el grano, lo que hace que el arroz no se pase durante la cocción.

Si nos fijamos en los envases, distinguiremos los distintos tipos de arroces: arroz de grano largo, de grano medio o semilargo o de grano corto o redondo. La elección de uno u otro tipo dependerá del gusto del consumidor. En general, el grano largo queda más suelto tras la cocción, sin embargo tiene menos capacidad de absorber sabores. Por el contrario los otros tipos tienen absorben con más facilidad sabores y aromas de los ingredientes que se añaden durante el cocinado. Estos son los que se utilizan para elaborar paellas, arroces caldosos, etc.

El nombre que se otorga a la variedad de arroz, no siempre viene reflejado en la etiqueta. El arroz «*Bomba*», es una variedad española, cuyos granos son redondos. Por el contrario, la variedad «*Thai*» o «*Basmati*» tiene granos alargados y procede de la India. Ciertos tipos de arroces también están acogidos a Denominaciones de Origen, como la de «*Calasparra*» en Murcia, el «*Arroz de Valencia*» o del «*Delta de Ebro*».

También es importante que los consumidores conozcamos la calidad comercial del arroz que viene determinada legalmente por la proporción de granos enteros y no defectuosos (rotos, manchados, etc.) que contiene. Por lo tanto, en una escala de calidad, el puesto superior sería para la «*Categoría extra*». Posteriormente, están la «*Categoría I*» y la «*Categoría II*». En cualquier caso, la «*Categoría II*» de calidad inferior contiene una proporción de granos enteros de cerca del 80%.

Este producto está constituido por sólo un componente, el arroz, por lo cual, es normal que no se mencione el listado de ingredientes en la etiqueta. Algunos fabricantes, sin embargo, sí que lo añaden de esta manera: «*Arroz de grano largo*», «*Arroz redondo vaporizado*» o «*Arroz integral largo*». Como siempre, nos fijaremos en el origen del producto para saber de dónde procede nuestra compra. Veremos frases como «*Este arroz se recolecta y se transforma en la Unión Europea y posteriormente se envasa en España*» o «*Este arroz se cultiva y transforma en Italia, y se envasa en España*».

También nos recomiendan «*Conservar en un lugar fresco y seco, reguardado de la luz*», e incluso nos proporcionan información sobre el modo de empleo: «*Echar una medida de arroz en dos de agua hirviendo. Mover, tapar y cocer a fuego lento durante 20 minutos. Dejarlo reposar 5 minutos fuera del fuego antes de servir*» o «*Hervir agua en una cacerola (1 L por 62,5 g de arroz), añadir el arroz removiendo un poco y cocer durante 16-17 minutos a fuego lento, sin tapar, escurrir y servir*».

En los últimos años diversos investigadores han alertado de que el arroz puede contener una sustancia tóxica conocida como arsénico. Este elemento se encuentra de forma natural en el suelo y los arrozales son capaces de absorberlo a través del agua de riego de los cultivos. Por supuesto, debemos ser conocedores de este dato pero sin llegar a alarmarnos, ya que los contenidos de arsénico que pudieran existir en el arroz cultivado en España se encuentran por debajo de los niveles nocivos para la salud. En la dieta mediterránea, el arroz es un alimento complementario y no básico como en otras culturas como la asiática, donde la exposición a esta sustancia es mayor ya que es proporcional a la cantidad que toman. Además en los arrozales cultivados en países como India podría existir un mayor riesgo, especialmente aquellos que crecen en las orillas del Ganges, un río especialmente contaminado. Por otro lado, sus industrias no realizan tantos controles de calidad como en Europa.

La información nutricional también la podemos ver en la etiqueta de estos productos. Su componente mayoritario es el almidón con más del 85%, por lo que presenta un elevado valor energético. El arroz aporta unas 370 Kcal por cada 100 g. También cuenta con un 7% en proteínas, bajo contenido en grasas (1,2 g), contiene fibra (1,6 g) y una escasa cantidad en minerales, como el calcio o el hierro, y vitaminas.

Jamones, paletas, lomos y embutidos

Como catador de jamón, hoy participo como juez de un prestigioso concurso en el que se premian los mejores jamones ibéricos de bellota Denominación de Origen Dehesa de Extremadura. Durante la cata evaluamos las lonchas cortadas por un experto cortador. Ahora me encuentro en una cabina individual, el jefe del panel me ha presentado un plato con tres lonchas de jamón. Hay que estar muy concentrado para evaluar las características visuales con valores numéricos del 0 al 10. En primer lugar miro la loncha para valorar el color del magro, la grasa, el veteado y el brillo del corte de la loncha. Posteriormente la huelo para verificar la intensidad del olor a jamón ibérico de bellota. Después la introduzco en mi boca para evaluar el punto de sal, el dulzor, la intensidad y la persistencia de sabor a jamón ibérico de bellota. La jugosidad y la resistencia a la masticación de la loncha son perfectas. No dudo, le doy mi máxima puntuación. ¡Qué lujo poder formar parte del jurado de un producto estrella de la gastronomía española!

Estoy seguro que gran parte de los consumidores estáis de acuerdo con que no todos los jamones, paletas, lomos y embutidos son iguales. La clave es saber qué diferencias existen entre ellos. De modo que los consumidores debemos fijarnos bien en el contenido de las etiquetas y no dejarnos llevar por el marketing que nos puede mostrar imágenes de cerdos comiendo bellotas en el campo cuando en ocasiones se tratará de un producto de menos calidad.

Estos alimentos son sometidos a un proceso de curado y maduración hasta que se consiguen las características propias del producto y su estabilidad a temperatura ambiente. Cuando visitemos la charcutería encontraremos piezas cárnicas enteras como es el caso del jamón, la paleta y el lomo curado. Pero también hay productos curados de carne troceada o picada que se emplean para la elaboración de los embutidos cárnicos.

Las piezas cárnicas son estabilizadas principalmente con sal a la vez que se mantienen en cámaras acondicionadas donde se produce su desecación. En el caso del lomo curado, la pieza se macera previamente en adobo durante unos días tras los cuales se embute entera en una tripa donde se secará y madurará hasta su estabilización. Para la elaboración de los embutidos, como el chorizo o el salchichón, la carne es inicialmente troceada, mezclada con aditivos, condimentos o especias vegetales, y a continuación es introducida en la tripa y almacenada en cámaras de maduración. Ajo, cebolla, azafrán, comino, pimentón, orégano, perejil y romero son algunas de las especias que se emplean en este tipo de productos cárnicos.

En líneas generales podemos distinguir dos tipos diferentes de piezas cárnicas. Ambas son sometidas a un proceso de curado y se caracterizan por la raza del cerdo del que proceden y por su tipo de alimentación. De este modo, si la raza es ibérica, el producto será 'ibérico', sin embargo si el animal procede de un cerdo blanco obtendremos lo que se conoce como 'jamón *curado*' y que a continuación pasaremos a detallar.

Las etiquetas de los productos 'ibéricos' van acompañadas de la designación de la parte del animal de la que proceden, es decir, jamón, paleta o lomo. También se muestra el tipo de alimentación y manejo de los animales, añadiéndose al etiquetado si es de bellota, de cebo de campo o de cebo. Finalmente, se hará una mención a la raza donde aparecerá el porcentaje de pureza racial del cerdo del que procede la pieza, esto es, si es 100% ibérico, 75% ibérico o 50% ibérico.

Así, cuando vayamos a comprar estos productos ibéricos, tenemos que saber identificar el color de la brida o precinto, que es una cinta de plástico que llevan obligatoriamente y que va sujeta a la parte superior de la pata o caña del jamón o paleta y sirve para poder ser identificados como raza ibérica (*Figura 16*). Existen 4 colores de brida que equivalen a 4 categorías diferentes: negro, rojo, verde y blanco. En el caso del lomo, toda la información viene reflejada en la propia etiqueta.

Por lo tanto, cuando estos productos tengan una brida negra, querrá decir que estamos ante un producto ibérico de la más alta calidad comercial, porque este color se relaciona con aquellos que son 100% ibéricos de raza pura (*Figura 16*). Así, estas piezas enteras son etiquetadas como «*Jamón/paleta/lomo de bellota 100% ibérico*», que significa que los animales han sido criados libres en las dehesas y se han alimentado durante la fase de engorde o época de montanera de pastos naturales, con hierbas y bellotas que más tarde darán ese sabor y aroma inconfundibles. Sólo a estos se les puede denominar «*Pata negra*».

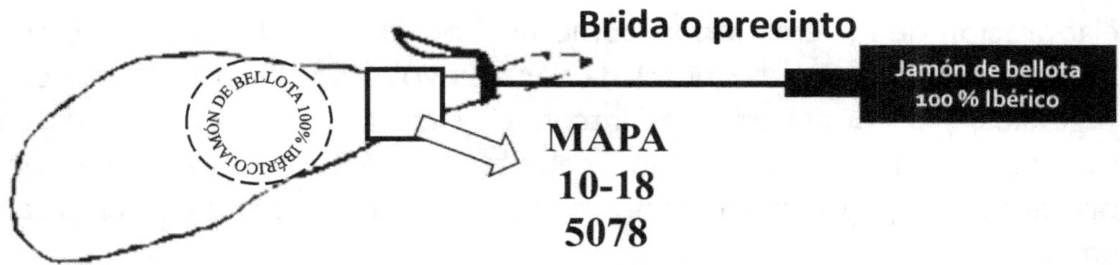

Figura 16. Brida o precinto de un «*Jamón de bellota 100% ibérico*».

Cuando estos productos ibéricos tienen una brida roja significa que es un jamón, paleta o lomo de bellota con un 75% o 50% de raza ibérica, ya que el animal ha podido ser cruzado con otras razas porcinas. Estos animales en su fase de engorde se han alimentado con bellotas, hierbas y recursos naturales de las dehesas, por lo que se denomina «*Jamón/paleta/lomo de bellota ibérico*».

Una brida verde significa que estamos ante un producto ibérico de cebo de campo con un 100%, 75% o 50% de raza ibérica, criado en libertad y alimentado de pastos naturales, hierbas y piensos. Estos son mencionados en la etiqueta como «*Jamón/paleta/lomo de cebo de campo ibérico*».

La brida blanca se asigna a los productos ibéricos de cebo con un 100%, 75% o 50% de raza ibérica, procedentes de un cerdo alimentado con piensos naturales y criados en cebaderos en régimen intensivo. Estos alimentos son identificados en la etiqueta como «*Jamón/paleta/lomo de cebo ibérico*».

Naturalmente, el color del precinto va a estar directamente relacionado con el precio que va a tener el jamón, paleta o lomo en el mercado, siendo los ibéricos de bellota o '*pata negra*', con precinto negro, los más caros, y los que contienen el precinto blanco, es decir, los ibéricos de cebo, los más económicos.

En los supermercados también encontramos otros productos '*curados*', cuyas piezas no son ibéricas pero que proceden de cerdos de raza blanca, que son alimentados a base de piensos compuestos constituidos por cereales. En estos podemos diferenciar tres calidades diferentes según el tiempo de curación. «*Bodega*» es el jamón que presenta menor tiempo de curación en el secadero, oscilando entre 9 y 12 meses. «*Reserva*» tiene entre 12 y 15 meses de curación, y el «*Gran reserva*» se cura entre 15 a 24 meses. Los precios de estos varían dependiendo del tiempo que permanezcan en el secadero.

Uno de los productos 'curados' que solemos encontrar en los supermercados es el 'Jamón serrano', alimento típico de la gastronomía española. Estos productos se fabrican siguiendo métodos de elaboración tradicionales, que son certificados como de 'Especialidad Tradicional Garantizada'. Esto significa que las piezas son elaboradas siguiendo unas estrictas condiciones y siempre respetando la tradición, siendo esto un aspecto evaluado y certificado por un comité externo. Por ejemplo, un jamón que haya sido curado durante 10 meses y certificado como serrano, se denomina «*Jamón Serrano de Bodega*». Si este jamón del ejemplo no hubiera sido certificado, se comercializaría con la denominación de 'curado', es decir, «*Jamón Curado de Bodega*». Otros productos curados hacen referencia al origen del mismo. Es el caso del jamón curado con Denominación de Origen «*Jamón de Teruel*».

Cada pieza de los productos ibéricos o curados irá acompañada de su correspondiente etiqueta y contraetiqueta con información adicional que a continuación se describirá (*Figura 17*). En la parte frontal de la etiqueta se menciona el nombre del fabricante y la denominación o categoría del producto. También podrá aparecer una indicación a los meses de curación del producto, por ejemplo: «*+24 meses Curación*». Otro dato que se indica en la etiqueta es si estos alimentos han sido certificados (número de registro) por alguna empresa especializada que verifica la calidad de la pieza.

En la parte posterior de la etiqueta de estos productos, encontraremos la lista de ingredientes, que es obligatoria. Si nos paramos a leerla, veremos que está formada por distintas materias, como por ejemplo: «*Jamón ibérico de cebo, sal, azúcar, corrector de acidez, conservantes (E-252, E-250) y antioxidantes (E-301)*». También podrá venir reflejado que lleva un recubrimiento de «*Manteca fundida y/o aceite de girasol*». Después aparecerá la información nutricional y por debajo el número de registro sanitario del fabricante de la pieza «*10.26548/SA*» en el que las últimas letras corresponden al lugar de fabricación del mismo, como en las antiguas matrículas de los coches, donde SA era

Salamanca. Esto, nos ayudará a verificar el lugar de elaboración del jamón, por lo que si estamos en Extremadura comprando un jamón, y el registro sanitario es de León, sabremos que no es un jamón ibérico procedente de la región extremeña (*Figura 17*).

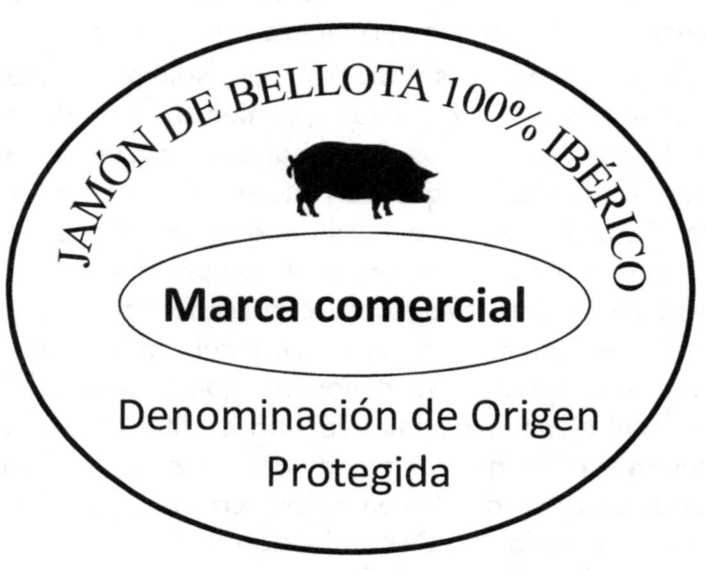

Ingredientes: Jamón de Bellota 100% Ibérica, sal, conservantes (E-252 y E-250) y antioxidante (E-301).

SIN ALÉRGENOS

Conservación: Conservar en lugar fresco y seco a temperatura ambiente. Temperatura idónea de consumo entre 18ºC y 24ºC.

Nº LOTE: L-235
CONSUMIR PREFERENTEMENTE ANTES DE FIN DEL FIN DE 2021

PRODUCTO DE EXTREMADURA ESPAÑA

ES 10.16600/BA CE

Fabricado por: Empresa, Badajoz (Extremadura)

Comercializado por: Marca comercial, S.A. C/ Martinete, 16 – 28001 Madrid

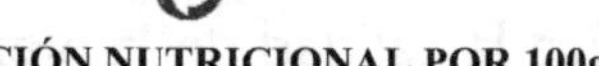

INFORMACIÓN NUTRICIONAL POR 100g

Valor energético	1820 KJ	Hidratos de Carbono	1,5 g
Valor energético	435 Kcal	de los cuales azúcares	0 g
Grasas	36 g	Proteínas	31 g
de las cuales saturadas	12 g	Sal	4,5 g

Figura 17. Etiqueta de un «*Jamón de bellota 100% ibérico*».

También podemos descubrir en la etiqueta el código de trazabilidad completa de cada una de las piezas, desde que los animales se encuentran en el campo hasta su venta, junto con la fecha de consumo preferente (*Figura 17*). La trazabilidad se verifica mediante auditorías de calidad realizadas por empresas especializadas del sector que serán certificadas por AENOR que es la Asociación Española de Normalización y Certificación. Esto se verifica comprobando la etiqueta que está unida a la pieza o bien la marca de un sello con tinta indeleble en el que se lee *MAPA*. Los números impresos en la pata corresponden en primer lugar con la fecha de entrada en fábrica de la pieza para ser puesta en salazón, por lo que podemos saber o estimar el tiempo de curación del jamón o la paleta al realizar la compra, ya que esta numeración en concreto corresponde con la semana del año, con lo que se puede descifrar el mes, y justo al lado estaría el año del mismo. En la figura del ejemplo, se observa que después de las siglas MAPA, hay un 10, que corresponde con la décima semana anual, que equivale con el mes de marzo y un 18 que corresponde con el año, por lo que la fabricación de esta pieza comenzó en marzo del año 2018. Los siguientes números corresponden con el código del matadero y lote de sacrificio (5078) (*Figura 16*).

En un lateral de la etiqueta de los jamones y paletas suelen aparecer ciertas condiciones de conservación del producto (*Figura 17*) y recomendaciones como la que se indica a continuación: «*Hacer el corte en lonchas finas y utilizando un cuchillo jamonero (nunca cuchillos dentados). Mantenerlo en lugar seco y aireado a temperatura ambiente estable. Cubrir la pieza con una tela no demasiado tupida para permitir que transpire*». Estos consejos son interesantes para que los consumidores los tengamos en cuenta y demos un trato correcto al producto.

La calidad de las piezas cárnicas no sólo depende de la raza sino que la alimentación del animal también es determinante. En el caso de cerdos alimentados de pastos naturales y bellotas, los jamones, paletas, lomos y los embutidos cárnicos presentan una grasa con mayor cantidad de ácidos grasos insaturados, lo que lo convierte en un alimento cardiosaludable. Además, tienen más del 55% de ácido oleico que favorece el control del colesterol. Sólo el aceite de oliva virgen posee mayor contenido de este compuesto.

Presenta altos contenidos en proteínas, ácido fólico y vitaminas B1, B6, B12, que son muy ventajosas para el sistema nervioso y para un correcto funcionamiento del cerebro. También tiene compuestos antioxidantes como la vitamina E, y minerales como el cobre y el calcio, esenciales para los huesos, además de hierro, magnesio y fósforo.

El jamón o paleta ibérica es el que menor contenido en sal presenta. La sal es imprescindible para lograr una correcta elaboración ya que actúa como conservante y además es un potenciador del sabor. Un «*Jamón ibérico de bellota*» o de «*Pata negra*» presenta un sabor y aroma intenso, tiene un color rosado o rojizo, tiene una textura poco fibrosa y con un potente veteado o grasa infiltrada en su tejido muscular, que le confiere una textura aceitosa y agradable. Presenta un punto de dulzor, que junto a la sal, hacen que aumente la jugosidad durante la masticación, haciéndola más fácil, y sea persistente su sabor en la boca. Por otro lado, el «*Jamón curado*» tiene una textura homogénea y poco fibrosa, y destaca por su sabor suave y agradable aroma.

Vinos

Al igual que el pan, el vino es uno de los primeros alimentos procesados en el viejo mundo. Es el elixir del placer por excelencia. Todos hemos visto en esas películas sobre el Antiguo Egipto, la Grecia Clásica o el Imperio Romano a esclavos vertiendo el contenido de las antiguas ánforas sobre los cuencos o copas de los comensales. El vino también es coprotagonista de famosísimas obras artísticas por su vinculación a Baco, su dios romano que tanto ama la fiesta y el desenfreno. En ninguna de las representaciones de la Última Cena falta una jarra de vino, elemento imprescindible en pasajes bíblicos que además durante siglos ha formado parte de la misa católica representando la sangre de Cristo. El vino es un viajero del tiempo, mítico, elegante y sabio, un polifacético tesoro capaz de reposar con la misma dignidad en la copa de un dios o en una bota de piel. Ahora, estoy en la bodega del supermercado, delante de cientos de botellas. ¿Cuál me aconsejaría Baco?

La realidad es que a la hora de comprar un vino nos perdemos ante el gran despliegue de botellas con sus diferentes marcas y etiquetas dispuestas en línea en los estantes. El vino se obtiene mediante una fermentación alcohólica procedente de los azúcares de la uva, que son transformados por ciertos microorganismos, sobre todo levaduras, en alcohol y otros compuestos, confiriendo unas características peculiares al vino elaborado.

Cuando vemos un vino, lo primero que perciben nuestros sentidos es su color. La pulpa de la uva es blanca, pero al mezclarse con su piel, el vino puede adquirir diferentes colores cuya intensidad irá en función del tiempo de contacto entre ambas partes del fruto. De este modo, los vinos tintos adquieren color rojo oscuro debido a que la piel de la uva tinta es fermentada en contacto con el mosto. Los blancos sin embargo son elaborados tras la fermentación del mosto de uva sin la presencia de la piel. Los vinos rosados son procesados mediante la fermentación del mosto de uva tinta después de un corto periodo de contacto con la piel de esta, mientras que los vinos claretes surgen de una mezcla de la uva blanca con la tinta. Debido a que el cristal transparente de la botella permite comprobar el color del vino no es obligatorio para las bodegas incluirlo en la etiqueta.

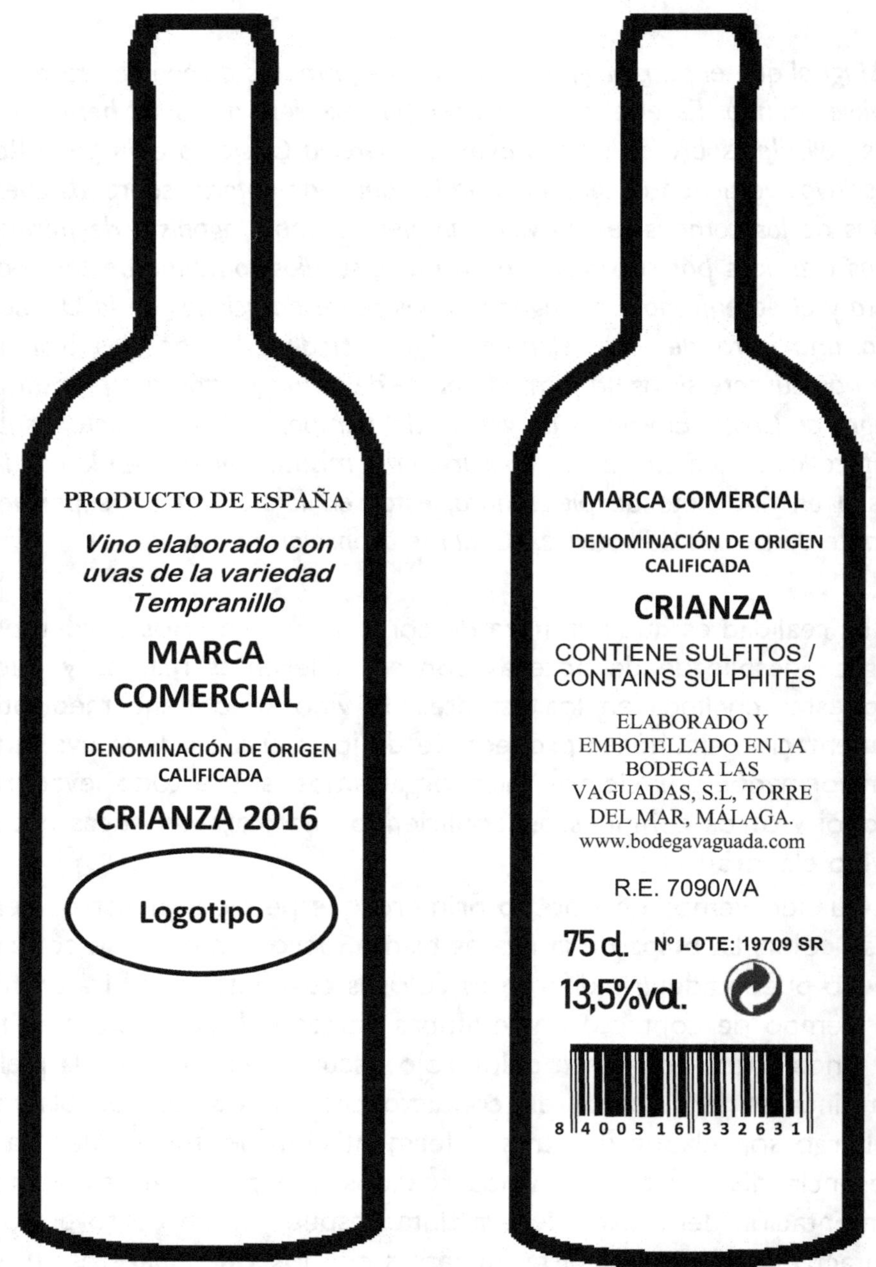

Figura 18. Frontal y dorso de una botella de vino crianza.

Por lo tanto, aunque existen diferentes maneras para clasificar los vinos, a grandes rasgos, los podemos dividir en 'vinos tranquilos' y 'vinos carbónicos o efervescentes'. Los 'vinos tranquilos' son aquellos que no tienen burbujas. Durante el proceso de elaboración, las levaduras transforman el mosto de la uva en vino, produciéndose solo pequeñas cantidades de gas carbónico. Los consumidores normalmente denominamos 'vinos' a los 'vinos tranquilos', que pueden ser blancos, rosados, tintos, con más o menos crianza en barrica y botella, con más o menos contenido en azúcar (a menos dulzor más 'secos'), con más o menos contenido en alcohol, etc. Entre los 'vinos tranquilos' encontramos los 'vinos de licor', siendo estos particulares, ya que aquí incluimos los 'vinos generosos', como el «Fino», «Manzanilla», «Oloroso», «Amontillado», etc., que suelen tener un grado alcohólico superior a 15% vol., y los 'vinos dulces naturales', que suelen tener un contenido en azúcar superior a los 50 g/l ('Pedro Ximenez', 'Sauternes', 'Tokay', etc.).

En las estanterías descubriremos 'vinos tranquilos' con más o menos crianza en barrica. Según el tiempo de duración en estos grandes contenedores de madera, veremos los términos «Crianza», «Reserva» y «Gran Reserva». Estos vocablos ya nos indican que estamos frente a vinos de calidad acogidos a alguna de las más de 60 Denominaciones de Origen que existen en España. Los tintos que se clasifican como «Crianza» son los que han permanecido 2 años en la bodega antes de salir al mercado, de los cuales al menos 6 meses han reposado en barrica. Un «Reserva» ha permanecido 3 años en la bodega, de los cuales 12 meses estuvo en barrica, mientras que los rosados y los blancos solo deberán estar 6 meses en barrica de los dos años que necesitan para su envejecimiento. En cuanto a un «Gran Reserva», podemos afirmar que ha estado 5 años en bodega y 18 meses de los cuales ha permanecido en barrica. Por tanto, en la etiqueta de los vinos acogidos a Denominación de Origen se reflejará en su caso, el tiempo de envejecimiento y la añada, por ejemplo «Gran Reserva 2011» o «Crianza 2016» (Figura 18). Entonces, ¿cómo podrían ayudarnos estas nomenclaturas referidas al almacenamiento del vino en barrica, a la hora de escoger uno de estos productos? La respuesta es sencilla, ya que sabiendo los años que según su clasificación, el vino ha tenido que estar en la bodega, es aconsejable adquirir siempre la cosecha más próxima. Es decir, si estamos en el año 2020 y queremos comprar un «Crianza», hay que buscarlo de la cosecha de 2017 o 2016, no más atrás, puesto que en tal caso estaremos comprando un vino que ha estado el tiempo establecido en barrica, pero que llevará más tiempo de la cuenta embotellado, lo que pudiera repercutir en una bajada de calidad del producto. En cualquier caso esto también dependerá de las condiciones de conservación que haya tenido el vino. Así que un buen consejo para elegir un vino, es echar cuentas con los datos que veamos en la etiqueta, dado que cuando las empresas tienen exceso de *stock*, deben sacar los productos menos frescos al mercado antes de que se pueda deteriorar su calidad sensorial.

Aquellos vinos que no estén acogidos a alguna Denominación de Origen, no podrán introducir los términos «*Crianza*», «*Reserva*» y «*Gran Reserva*» en sus etiquetas, y solo podrán indicar la duración de su estancia en barrica. Por ejemplo, algunas bodegas reflejan en la etiqueta el tiempo de permanencia en barrica de la siguiente forma «*Después de la fermentación, el vino reposó en barricas de roble francés y americano durante 3 meses*» o «*Tras permanecer 9 meses en barricas nuevas de roble americano y 18 meses reposando en botella, se obtiene este gran vino de color rojo rubí y etc...*». Otras bodegas, agregan a las etiquetas de sus vinos, términos como «*Tinto Roble*», o «*Vino Guarda*» para que los consumidores sepamos que ese producto ha sido sometido a un envejecimiento en barrica. Cuando hablamos de «*Tinto Roble*» siempre nos referimos a un vino adscrito a alguna Denominación de Origen, mientras que un «*Vino Guarda*» no es exclusivo de la Denominación y puede ser utilizado para destacar una edición especial o limitada de un vino cualquiera por poseer unos parámetros de calidad determinados.

En algunas ocasiones en la etiqueta sólo aparece la añada, por ejemplo «*Cosecha 2018*», que significa simplemente que el vino ha sido elaborado en la vendimia del 2018, independientemente del tiempo de permanencia en barrica, que deberá ser indicado igualmente si se diera el caso. De modo que, como acabamos de ver, la calidad del vino no es solo cuestión de tiempo sino que también influye cómo y dónde ha sido almacenado.

No todos los consumidores pueden o saben apreciar los matices que el vino adquiere tras un periodo de contacto con la madera. Por ello también existe otro tipo de vino que se clasifica como «*Joven*». A diferencia de los ya mencionados, estos salen al mercado inmediatamente después de su producción. Sin embargo, incluir el vocablo «*Joven*» no es de inclusión obligatoria para los industriales. Por ello, los identificaremos cuando no encontremos los términos «*Crianza*», «*Reserva*» y «*Gran Reserva*» en la botella. Esto vinos no han permanecido en contacto con barrica y suelen ser más ligeros y aun así algunos son de muy buena calidad.

Los vinos que estén amparados bajo una Denominación de Origen Protegida o una Indicación Geográfica Protegida lo reflejarán en la etiqueta (*Figura 18*). Por ejemplo, se indicará la mención: «*Ribera del Guadiana Denominación de origen*» o «*Rioja Denominación de Origen Calificada*». De hecho, esta frase además de aparecer en la etiqueta principal, se repite en la contraetiqueta para asegurar al consumidor la calidad del producto que pretende a adquirir.

Por otro lado, los '*vinos carbónicos o efervescentes*' son aquellos que tienen burbujas. Esta burbuja en forma de CO_2, puede obtenerse por adición ('*vinos gasificados*'), por fermentación de los azúcares residuales ('*vinos de aguja*') o por una segunda fermentación ('*vinos espumosos*'). Si aparece en la etiqueta «*Método tradicional*» o «*Método Champenoise*» estaremos ante un '*vino espumoso*'.

La Denominación de Origen «*Cava*» es exclusiva de '*vinos espumosos*' elaborados mediante el «*Método tradicional*». Esta denominación alberga municipios de Álava, Badajoz, Barcelona, Girona, La Rioja, Lleida, Navarra, Tarragona, Valencia y Zaragoza. También veremos en su etiqueta unos vocablos exclusivos referentes al contenido en azúcar: «*Brut Nature*» menos de 3 g/l; «*Brut*» menos de 15 g/l y «*Semiseco*» entre 33 y 50 g/l.

En cada botella de vino figura la información que le caracteriza y debemos prestarle atención para asegurar una buena compra. En el frontal del envase aparece el nombre comercial del vino y el logotipo de la bodega o productor que lo comercializa (*Figura 18*). Las marcas normalmente suelen tener nombres atractivos que captarán nuestra atención.

También es muy característico encontrar en las etiquetas la variedad de uva utilizada para la elaboración del vino (*Figura 18*). Identificaremos como variedades blancas: 'Macabeo', 'Verdejo', 'Albariño', 'Pedro Jiménez', 'Palomino', 'Airén', 'Pardina',... (autóctonas de España) y 'Sauvignon blanc', 'Chardonnay', 'Traminer',...(foráneas), entre muchas más. Mientras que entre las variedades tintas encontraremos: 'Tempranillo', 'Bobal', 'Mazuelo', 'Graciano', 'Garnacha',... (autóctonas de España) y 'Cabernet sauvignon', 'Merlot', 'Pinot noir', 'Syrah'... (foráneas), y un largo etcétera.

Otro aspecto importante en el que los consumidores solemos fijarnos es el grado alcohólico. El vino, como es sabido, contiene alcohol, que es producido por la fermentación de los microorganismos. La cantidad de alcohol se indica en la etiqueta seguida del símbolo «% vol.», por ejemplo «13,5% vol.» (*Figura 18*). Esto significa que este vino en cuestión, contiene 135 ml de etanol por cada litro. Los vinos no suelen tener más de un 15% de dicha sustancia ya que a partir de esta graduación los microorganismos dejan de transformar el azúcar en alcohol. Sin embargo los vinos de Jerez o Montilla («*Fino*», «*Manzanilla*», «*Oloroso*»,...) tienen una graduación alcohólica superior al 15% debido al tipo de elaboración a la que son sometidos. Lo mismo ocurre con los vinos de Oporto, a los que se les añade alcohol vínico para aumentar la graduación por encima del 15% vol., de este modo la fermentación alcohólica se para, por lo que se obtienen vinos con un sabor dulce, debido a los azúcares residuales obtenidos al no haber finalizado la fermentación. Los vinos tintos presentan una graduación de 12,5 y 15° mientras que los blancos y rosados varían entre 10 y 13°.

La empresa, nombre, dirección y número de registro de quien realiza el embotellado del producto también estarán en el etiquetado, al igual que el número de lote, la procedencia (país) y el contenido expresado en volumen del envase, 750 ml o 75 cl (*Figura 18*).

Como siempre, también es importante fijarnos en la presencia de alérgenos. Es frecuente que los vinos contengan sulfitos, por lo que visualizaremos la mención «*Presencia de sulfitos*» o «*Contiene sulfitos*» (*Figura 18*). Sin embargo, el vino en ocasiones suele ser clarificado (filtrado) mediante la adición de clara de huevo, por lo que esto también deberá ser indicado mediante la mención «*Huevo*», «*Proteína de huevo*», «*Ovoproducto*», «*Ovoalbúmina*», etc. También se ha podido adicionar o clarificar con leche y productos a base de leche, en este caso, observaremos la indicación de «*Leche*», «*Productos lácteos*», «*Caseína de leche*» o «*Proteína de leche*».

Las contraetiquetas también pueden ofrecer información de las características sensoriales y otros aspectos del vino que el productor quiere matizar. Es lo que se conoce como «*Notas de cata*», es decir, las características sensoriales que el enólogo desea poner en valor describiendo los aromas, sabores, características de la bodega, etc. Por ejemplo, «*Estos vinos proceden de nuestros viñedos... situados en... en pleno corazón de la ribera del Duero... El vino aparece con un intenso color rojo picota, con nítidos aromas varietales a frutos negros, matices especiales y madera de roble. Gusto equilibrado, sabroso, redondo, estructurado y con un largo final, en el que destacan sus taninos muy pulidos y su persistencia aromática*».

El vino está compuesto fundamentalmente por agua y alcohol, pero además contiene vitaminas, es rico en minerales como el zinc, magnesio, potasio y calcio, y contiene unos compuestos químicos llamados polifenoles, entre los que se encuentran los flavonoides, como el resveratrol, que son los responsables de ciertos efectos saludables en nuestra salud. Estos compuestos son unos potentes antioxidantes que juegan un papel fundamental en nuestro organismo.

Son muchos los resultados científicos que atribuyen a los vinos magníficas propiedades beneficiosas, en especial a tintos. Por lo tanto, el consumo moderado de este producto protege frente a ciertos tipos de cánceres, sobre todo de colon, mejora la salud mental previniendo de padecer depresión o incluso demencia, y resulta efectivo sobre el sistema cardiovascular disminuyendo las probabilidades de sufrir infartos. También tiene efecto sobre nuestros huesos ya que se ha demostrado que su consumo ayuda a disminuir la pérdida de masa ósea. El abuso tanto en esta, como en cualquier otra bebida alcohólica nos conducirá a un deterioro de nuestra salud física y mental además de crearnos una indeseada adicción.

Vinagres

Hora de comer. La mesa está puesta. En la cocina preparo una ensalada muy especial. En la fuente como lecho, nada mejor que la lechuga, en este caso iceberg, unas hojas de canónigo caen sobre esta aportándole color y sabor, pero para color, el del maíz dulce, añadiremos un buen puñado... Ahora agregamos un poco de proteína en forma de atún. A gusto, cebolla fresca bien troceada, y coronando el plato, esa deliciosa legumbre que solemos tomar en caliente, los garbanzos, hoy los lavaremos bien y los añadiremos a nuestro plato verde. Pero todo esto no sabría a nada sin el imprescindible aliño, así que pellizcamos sal a gusto, rociamos de oro líquido y por último enriquecemos con ese sabor contradictorio y estimulante cuya acidez tornará más interesante el dulzor del maíz, el frescor de la lechuga, la jugosidad del atún y la untuosidad del garbanzo. Porque es esa pizca de 'vino agrio' la que tiene la última palabra en este plato y tantos otros de nuestra cocina, la cocina mediterránea.

El vinagre es el resultado de la fermentación alcohólica y acética de productos agrícolas. En la primera fermentación, los azúcares del alimento son transformados en alcohol y dióxido de carbono (gas), mientras que en la segunda, la acética, los microorganismos combinan el oxígeno con el alcohol presente en el medio, dando lugar a la formación de ácido acético. Los vinagres no sólo son elaborados por el sector vitivinícola sino que, como veremos a continuación, pueden proceder de otras fuentes agrarias. Hoy podemos encontrar una gran variedad en los lineales, como son el «Vinagre de vino», «Vinagre de sidra» y «Vinagre de alcohol» que son los productos resultantes de la fermentación acética del vino, sidra y alcohol destilado, respectivamente.

También se elaboran otros tipos de vinagre, como son los «Vinagre de frutas», «Vinagre de cereales» o «Vinagre de malta» que se obtienen mediante la fermentación alcohólica y acética a partir de frutas o bayas, cereal y cebada malteada, respectivamente. En la etiqueta aparecerá la palabra vinagre seguida de la fruta de procedencia, por ejemplo, manzana o en caso de provenir de una mezcla de frutas, la denominación será «Vinagre de frutas». Además, está muy de moda el consumo de «*Vinagre balsámico*» o del «*Vinagre balsámico de sidra*», que se obtienen al añadir mosto de uva y zumo de manzana al vinagre de vino y al vinagre de sidra, respectivamente. Estos últimos son bastante dulces y contienen más de 150 g/l de azúcar en total.

Igualmente, los industriales pueden añadirle otros ingredientes como plantas aromáticas, especias vegetales, frutas, aromas, etc. En este caso, cuando veamos la etiqueta, observaremos que se mantiene cualquiera de las denominaciones comentadas anteriormente, añadiendo al final de esta el ingrediente o ingredientes utilizados en la composición del alimento. Por ejemplo, si a un «*Vinagre de vino*» se le añade una especia vegetal como el tomillo, la denominación que encontraremos en la etiqueta será: «*Vinagre de vino al tomillo*». Si por el contrario se añaden varias especias o incluso sustancias aromatizantes, la denominación pasa a ser: «*Vinagre de vino con adición de especias*» o «*Vinagre de vino aromatizado*», respectivamente.

Las denominaciones comentadas anteriormente son estrictas, en el sentido de que una vez elaborados los vinagres de cualquiera de las formas comentadas, no se puede realizar ninguna mezcla entre ellos. Es decir, no está permitido por ejemplo, mezclar un «*Vinagre de vino*» con uno de «*Vinagre de frutas*». Recordad que en el sector del aceite de oliva virgen, sí está permitido el 'coupage' o la mezcla de aceites procedentes de diferentes variedades de aceituna. Igualmente, se puede llevar a cabo la mezcla entre vinos siempre y cuando estos sean del mismo color, es decir, no se puede mezclar un vino blanco con uno tinto para obtener un rosado.

La acidez del vinagre es otro de los aspectos que aparece impreso en la etiqueta. Algunos consumidores la confunden con la del aceite pero estos son conceptos diferentes. El grado de acidez en cualquier alimento refleja la cantidad de ácidos libres expresándose en el ácido más representativo o el que se encuentre en mayor cantidad en el producto. Por ejemplo, la acidez de un zumo se expresa en función del contenido en ácido cítrico; la de la leche por el de ácido láctico, etc., mientras que la del aceite lo hace en función de los ácidos grasos libres presentes, expresándose en función del ácido oleico. Sin embargo, en el vinagre la acidez indica los gramos de ácido acético por cada 100 ml. De hecho, la legislación obliga que los vinagres contengan un mínimo de ácido acético en disolución, que en el caso del «*Vinagre de vino*» es de 6 g por 100 ml. En la etiqueta este dato se acompaña con el símbolo de grado (°) o bien se indica porcentualmente (%). Por lo que este «*Vinagre de vino*» tendría 6 grados. Para el resto de vinagres mencionados diferentes al de vino, el contenido mínimo de acidez es de 5 g por 100 ml, es decir 5 grados.

El ácido acético contenido en el vinagre es solamente producido en la fermentación, por lo que no se debe adicionar artificialmente, esto sería una práctica completamente fraudulenta. El desarrollo de ciertos microorganismos como las bacterias acéticas son las responsables de realizar la fermentación en la que se transforma el alcohol del vino en ácido acético, a la vez que se modifica el sabor del producto final. El acético es un buen conservante por lo que el producto es muy estable microbiológicamente.

Una curiosidad es que la acidez de un aceite, a diferencia de aquella del vinagre, interesa que sea lo más baja posible, ya que esta proviene de la rotura de las grasas o lípidos (triglicéridos) presentes en la composición del aceite, por lo que indirectamente esto es uno de los parámetros que fija la calidad del mismo, ya que influye en las características organolépticas y en la calidad final. Un «*Aceite de oliva virgen extra*» premiado en un concurso de calidad extrema, suele tener una acidez bajísima de 0,2 e incluso de 0,1%.

Otro aspecto relevante del etiquetado del vinagre es que en algunos de ellos se resaltan indicaciones como «*Dulce*», «*Semidulce*» o «*Añejo*». Las dos primeras hacen referencia al contenido en materias reductoras, principalmente azúcares presentes en la composición del alimento. La mención «*Dulce*» indica contenidos superiores a 150 g/l, mientras que «*Semidulce*» se refiere a contenidos de entre 60 y 150 mg/l. Cuando leemos la palabra «*Añejo*», implica que el vinagre ha sido sometido a un proceso de envejecimiento en madera de roble por un tiempo mínimo de 12 meses. Cuando un vinagre permanece un periodo de tiempo en contacto con la madera, normalmente en barricas, adquiere unas características sensoriales particulares. Un ejemplo es el que se encuentra bajo la Denominación de Origen «*Vinagre de Jerez*». En las etiquetas y contraetiquetas figurará la mención de la denominación de origen y el tipo de vinagre de que se trate. Dependiendo del tiempo que haya envejecido en barricas tendremos varios tipos: «*Vinagre de Jerez*», «*Vinagre de Jerez Reserva*» y «*Vinagre de Jerez Gran Reserva*» en los que el tiempo mínimo de envejecimiento es de 6 meses, 2 y 10 años, respectivamente.

Respecto a los ingredientes utilizados, a un «*Vinagre de vino*» o «*Vinagre de manzana*», se le suele adicionar algún antioxidante como el metabisulfito potásico o dióxido de azufre («*Sulfitos*»). A un «*Vinagre balsámico*», además del concentrado de mosto de uva, también le pueden añadir algún espesante como el almidón de maíz y colorante de caramelo natural. Además, dependiendo del producto, pueden incluir jarabe de glucosa, azúcar o goma xantana, este último, utilizado como estabilizador del alimento.

Finalmente resaltaremos que este producto tiene ciertas propiedades saludables. Es un buen antioxidante ya que contiene compuestos fenólicos y vitaminas que ayudan frente al estrés oxidativo bloqueando los radicales libres que se generan en nuestro organismo. Al contener ácido acético, el vinagre ayuda al organismo a mejorar la acidez del estómago y a reducir los niveles de azúcar en el organismo. Además, un consumo regular ayuda a bajar la tensión arterial e incluso a reducir los niveles de colesterol y triglicéridos. Su ácido ayuda a la absorción de otros nutrientes esenciales de otros alimentos.

Cervezas

A veces me gusta dejar que el paladar se sorprenda por la intrusión de un sabor nuevo. Es curioso cómo reacciona nuestro cerebro ante una nueva información transferida desde el sentido del gusto, es como si se detuviese en analizar cada una de sus características. En mi primer sorbo a una cerveza artesanal experimenté un viaje sensorial donde el amargo se combinaba con el fruto, en aquel caso la castaña, que inyectaba un punto de dulzor a aquel líquido burbujeante. Sentado en un banco junto a una mesa de madera y rodeado de un entorno tan rústico como moderno, continué detectando cítricos, hierba y no sé cuántos más atributos que mi cerebro iba aceptando y rechazando como si fueran pétalos de margarita. El final… un rotundo sí. En España nos gusta la cerveza bien fría, sobre todo en verano cuando queremos apagar la sed. Pero la cerveza artesanal, como el vino, pide que la escuchemos, que sintamos su aroma, para después contarnos con orgullo que la hicieron con creatividad, aderezándola con frutos que recuerdan a la naturaleza, por ello cuando la saco de la nevera la dejo reposar varios minutos antes de servirla con mimo en la copa. ¡Salud!

Aunque cada productor elabora la cerveza según su receta propia, que normalmente es secreto industrial, en líneas generales el proceso comienza con lo que se conoce como 'malteado', que es la colocación del grano de cereal en agua para que germine y posteriormente sea secado y tostado. Este grano malteado, es molido y mezclado nuevamente con agua para extraer los azúcares del grano y transferirlos al agua. El mosto resultante es hervido en presencia de lúpulo, que es una planta de la que se recolectan las flores o conos para secarlos a baja temperatura. Existen varios tipos de lúpulo, que en todos los casos, son utilizados para aportar el sabor amargo y aroma característico a la cerveza. Una vez hervido, las levaduras transforman los azúcares en alcohol. Concluida esta fase, el producto se almacena en unos depósitos refrigerados donde se van a estabilizar los aromas y sabores de la cerveza. Después el líquido es filtrado para eliminar impurezas y finalmente es embotellado.

En los lineales de los supermercados encontramos una gran variedad de cervezas elaboradas de muchas formas diferentes y con unas características organolépticas muy distintas. Se pueden clasificar en función del tipo de fermentación al que son sometidas. La cerveza «*Lager*» fermenta a temperaturas bajas y es suave y espumosa. Dentro de esta, la cerveza «*Lager Pilsen*» es una de las más comercializadas en España. También existen cervezas que son elaboradas a temperaturas elevadas, lo que provoca una rápida fermentación. Es el caso de las cervezas «*Ale*», «*Stout*» y «*Porter*», que se caracterizan por ser aromáticas, con cuerpo y sabor muy intensos y acentuados. El color de la cerveza también varía de unas a otras, pudiendo ser rubias, tostadas o negras. Por regla general la cerveza contiene dióxido de carbono disuelto que es lo que genera esa espuma tan característica cuando se sirve en un vaso.

Al existir una gama variada, también encontraremos denominaciones distintas para cada tipo. Una de las más comunes es la que se simplemente indica «*Cerveza*». Pero además podemos encontrar «*Cerveza de cereales*» en la que la malta de la cebada representa menos de la mitad del contenido en cereales de la cerveza. Por lo tanto, en este caso veremos la denominación de «*Cerveza de...*» seguida del nombre del cereal con mayor contenido. Un ejemplo es el de «*Cerveza de trigo*». También hay otras denominadas «*Cerveza extra*» y «*Cerveza especial*» que se caracterizan por contener un mayor porcentaje de extracto seco que la cerveza tradicional, lo que se traduce en mayor grado alcohólico y una mayor intensidad del sabor, siendo estas características más potentes en la extra que en la cerveza especial. La «*Cerveza negra*» es aquella cuyo color oscuro se consigue realizando un malteado del cereal más intenso y a mayor temperatura para conseguir un mayor grado de tostado que aporta al producto final un conjunto de aromas y sabores especiales. Las «*Cervezas con bajo contenido en alcohol*» y «*Cervezas sin alcohol*», presentan una graduación alcohólica de entre el 1-3% vol. y menor del 1% vol. respectivamente. Actualmente se han puesto de moda las «*Cervezas 0,0%*» aunque en términos de salud, no hay una apenas diferencia con respecto a la '*sin*', puesto que una cantidad de etanol inferior al 1% es insignificante. La denominación de «*Clara*» se emplea para aquella que ha sido mezclada con una bebida refrescante y contiene una graduación alcohólica superior a 0,5% vol.

Finalmente está la cerveza de «*Fabricación artesana*» en la que el factor humano juega un papel muy importante.

El listado de ingredientes es otro de los aspectos interesantes para conocer el producto que estamos comprando, sin embargo, en ocasiones no siempre lo vamos a encontrar impreso en las etiquetas, debido a que legalmente no es obligatoria su inclusión ya que son productos que contienen más de 1,2° de alcohol. Solamente las «*Cervezas sin alcohol*» tendrán la obligación de incluirlo además de la información nutricional correspondiente. Sin embargo, son muchas las fábricas que optan por añadir voluntariamente los componentes en los etiquetados. En este caso, como ocurre en otros alimentos, estos se enumeran de mayor a menor grado de importancia en su composición. Sin embargo hay ingredientes que los fabricantes omiten porque aunque estos son utilizados durante el proceso de elaboración y apenas permanecen en el producto final. Nos referimos a los 'coadyuvantes tecnológicos', que son aditivos naturales o sintéticos que sirven para favorecer determinadas propiedades físicas, químicas o biológicas preliminares en el proceso de elaboración y que pueden aparecen en concentraciones ínfimas en el producto terminado. Por lo tanto, si miramos una etiqueta, lo más probable es que solamente encontremos lo siguiente: «*Ingredientes: agua, malta de cebada, maíz, lúpulo*». Otros motivos por el que se suele ocultar el resto de sustancias agregadas, suele estar vinculado al secreto industrial, ya que como hemos referido anteriormente, cada fabricante tiene su propia receta. Pero también influye el marketing. Para elaborar una cerveza económica, el productor utilizará elementos que no disparen su precio final. Sin embargo, con todo esto somos los consumidores los perjudicados, ya que carecemos de parte de una información que deberíamos conocer. Por ejemplo, algunas industrias utilizan otras sustancias como enzimas para romper las moléculas de los azúcares en sustancias simples y así facilitar la fermentación. El jarabe de glucosa o maltosa lo emplean para facilitar la fermentación de las levaduras, mientras que los colorantes como el caramelo amónico sirven para proporcionar color. También pueden utilizar aromas artificiales, antioxidantes y conservantes para prolongar la vida útil. El jarabe de maltosa es más barato que el cereal malteado, por lo que si se baja la proporción del cereal malteado y se aumenta la de dicho jarabe obviamente se reducirán los costes de elaboración. Por lo tanto, si los consumidores tuviéramos a nuestro alcance la composición completa de las cervezas, nos permitiría distinguir entre un producto natural e incluso artesanal y otro quizás más artificial.

Como en otros alimentos, la indicación de los alérgenos es de obligatoria inclusión en el etiquetado. De hecho, la cebada con la que se elabora la cerveza puede causar alergias, sobre todo a las personas con intolerancias al gluten. Lo ideal sería encontrar la mención *«Contiene gluten»*, sin embargo esta no siempre se hace por lo que identificaremos el ingrediente alérgeno por estar impreso con otro color, subrayado o en letras mayúsculas: «*Malta de cebada*».

Si continuamos revisando las etiquetas de estos productos, observaremos que al igual que ocurría con los vinos, en las cervezas también se incluye el grado alcohólico volumétrico (Alc. % vol.). Junto al grado alcohólico aparece el contenido neto del líquido en el envase. Así, en la lata o botella podremos ver la siguiente mención: «*33cl Alc. 9,1% vol.*». Esto significa que el envase contiene 33 centilitros o 330 ml de cerveza y 9,1 grados de alcohol, es decir 9,1 ml de etanol por cada 100 ml de cerveza.

También hay que destacar que en este tipo de producto alimentario, se nos informará sobre la fecha de consumo preferente en lugar de la fecha de caducidad, ya que es extraño que una cerveza pueda causar daño a la salud con el paso del tiempo, sin embargo la frescura de la cerveza sí podría verse afectada. La fecha de consumo preferente la encontraremos en las propias etiquetas, en los cuellos de las botellas o en la base de las latas. Recordemos que esta información indica el límite máximo de consumo que recomienda el productor. Estos productos son estables y por tanto tienen una vida útil prolongada. Por lo tanto, si encontráramos en nuestra despensa alguna lata pasada de fecha, la podríamos consumir sin ningún problema, aunque los expertos en su sabor seguramente notarán un cambio en las características sensoriales una vez pasada de fecha.

Fruto del marketing publicitario empresarial, existe información complementaria en las cervezas que el fabricante quiere resaltar sobre su producto, como es el tipo de lúpulo utilizado, variedad o estilo de cerveza, calidad, notas sensoriales, etc. Este tipo de información se suele proporcionar de forma más generalizada en las cervezas artesanas. Un ejemplo de estas menciones sería: «*Ambarina, aromas a maltas, pan, galletas, sabor ligeramente dulce*». Normalmente son profesionales en el análisis sensorial los que describen el producto para mostrar sus características individuales. A los consumidores nos resulta curioso y a veces hasta divertido leer estas descripciones y asociarlas a su sabor mientras la bebemos.

Finalmente destacaremos que la cerveza es rica en vitaminas A, D y E, minerales, aminoácidos, carbohidratos y compuestos fitoquímicos. Al ser rica en agua, es hidratante para el organismo. Facilita la digestión debido al lúpulo y aumenta el apetito, por lo que podríamos decir que es una bebida digestiva. Al tener altos contenidos en potasio y bajos niveles de sodio, la convierte en una bebida diurética ayudando a depurar el organismo. Además es apta para las personas que padezcan de hipertensión. También es rica en minerales como el magnesio y al contener lúpulo, estimula la fijación del calcio de los huesos por lo que puede actuar de forma preventiva frente a enfermedades óseas. Además es rica en compuestos antioxidantes y ayuda a prevenir enfermedades degenerativas. Pero no olvidemos, que es una bebida alcohólica y su consumo siempre debe ser moderado para no invertir los efectos beneficiosos que acabamos de mencionar.

Aguas embotelladas

Una mañana, preparaba el desayuno en la cocina de un apartamento que compartía en Madrid, cuando llamaron a la puerta. Al abrir, una chica que abrazaba un maletín. Tras presentarse como técnico de una empresa que realizaba un estudio estadístico, me preguntó si podía pasar para analizar el agua del grifo. Comenzó a hablar sobre la calidad del agua corriente y los problemas gastrointestinales que estaba causando en la zona donde yo residía y cuando me quise dar cuenta estaba en mi cocina practicando una electrólisis a una muestra de agua extraída del grifo. Asombrado, vi como en cuestión de poco tiempo el agua tornó turbia y marrón. No recuerdo bien qué explicación me dio pero a partir de entonces decidí dejar de consumirla. Con el tiempo descubrí la verdadera finalidad de la electrólisis, y entendí que el color oscuro que se había formado era debido a que el contenido en minerales del agua de mi casa era muy elevado provocando la oxidación de la barra de hierro del equipo que era lo que en realidad enturbiaba el agua, y no las impurezas o contaminantes de la misma. Sea de grifo o de botella, no hay duda, no hay bebida más sana.

Muchas funciones vitales de nuestro organismo se regulan gracias al agua, por lo que si se reduce su contenido en el cuerpo, podría acarrear consecuencias importantes sobre la salud.

Hay bastantes consumidores que empujados por su concienciación por la vida sana, optan por el consumo de agua embotellada. Sin embargo, el agua del grifo es también una buena opción, ya que es de buena calidad en casi todo el territorio español. Sin embargo, en algunos lugares, el agua puede contener un exceso de cal, sal y otros minerales, por lo que en estas situaciones sí que sería recomendable utilizar agua embotellada, No obstante, ¿son todas las aguas embotelladas iguales para nuestra salud? Si leemos la etiqueta del envase saldremos de dudas.

La procedencia del agua embotellada nos va a proporcionar una idea sobre la calidad del agua que queremos adquirir. Así que dependiendo del lugar de donde se extraiga, se distinguirán tres categorías distintas de agua embotellada: «*Agua mineral natural*», «*Agua de manantial*» y «*Agua potable preparada*».

El «*Agua mineral natural*» es el agua procedente de una fuente subterránea a la que se accede mediante la perforación de un pozo, o de un manantial natural del cual aflora (*Figura 19*). Este agua, durante su procesamiento industrial, no es sometida a ningún tratamiento que pudiera alterar la composición de la misma. Es envasada tal cual es extraída, siendo quizás una de las aguas más recomendables para el consumo, y se caracteriza por mantener una composición mineral muy constante. Otra ventaja de esta categoría es que el área limítrofe a la zona de extracción está alejada por ley, de cualquier fuente contaminante que pudiera alterar su calidad, como es el caso del ganado en régimen intensivo.

Otra de las categorías de las aguas embotelladas que encontraremos en las estanterías de los supermercados, es aquella que aparece bajo la denominación de venta: «*Agua de manantial*». Este tipo, al igual que el «*Agua mineral natural*», procede de una fuente subterránea, pero se diferencia del anterior en que la composición en minerales no es constante, variando esta de unas extracciones a otras, debido a las características de las rocas subterráneas.

La última categoría de agua embotellada es la denominada «*Agua potable preparada*» y «*Agua de consumo público preparada*». Este tipo puede proceder tanto de aguas subterráneas como de la propia red de abastecimiento público. Por regla general, es sometida a tratamientos, como pueden ser osmosis, descalcificación, absorción, etc., para garantizar la salubridad de la misma. De hecho, estos tratamientos son necesarios por motivos sanitarios, sobre todo en aguas especiales, como por ejemplo aquellas que contengan exceso de magnesio o hierro. De este modo, en la etiqueta aparecerá que el agua ha sido sometida a un proceso de depuración y salubridad. Por ejemplo, «*Agua sometida a una técnica de adsorción autorizada*».

La composición mineral del agua embotella puede variar de unas zonas a otras en el territorio nacional. Esto es debido a que dicha composición depende de los tipos de rocas por donde el agua se filtra, provocando la liberación de elementos químicos que se disocian con ella. De hecho, dependiendo de la cantidad de minerales que contenga el agua, encontraremos varias categorías como son: «*Agua de mineralización muy débil*», «*Agua de mineralización débil*», «*Agua de mineralización media»* y *«Agua de mineralización fuerte»*. Algunos industriales lo reflejan en la etiqueta, sobre todo cuando se trata de las aguas de mineralización débil o muy débil, tal y como se describe en la etiqueta del ejemplo de la *Figura 19*.

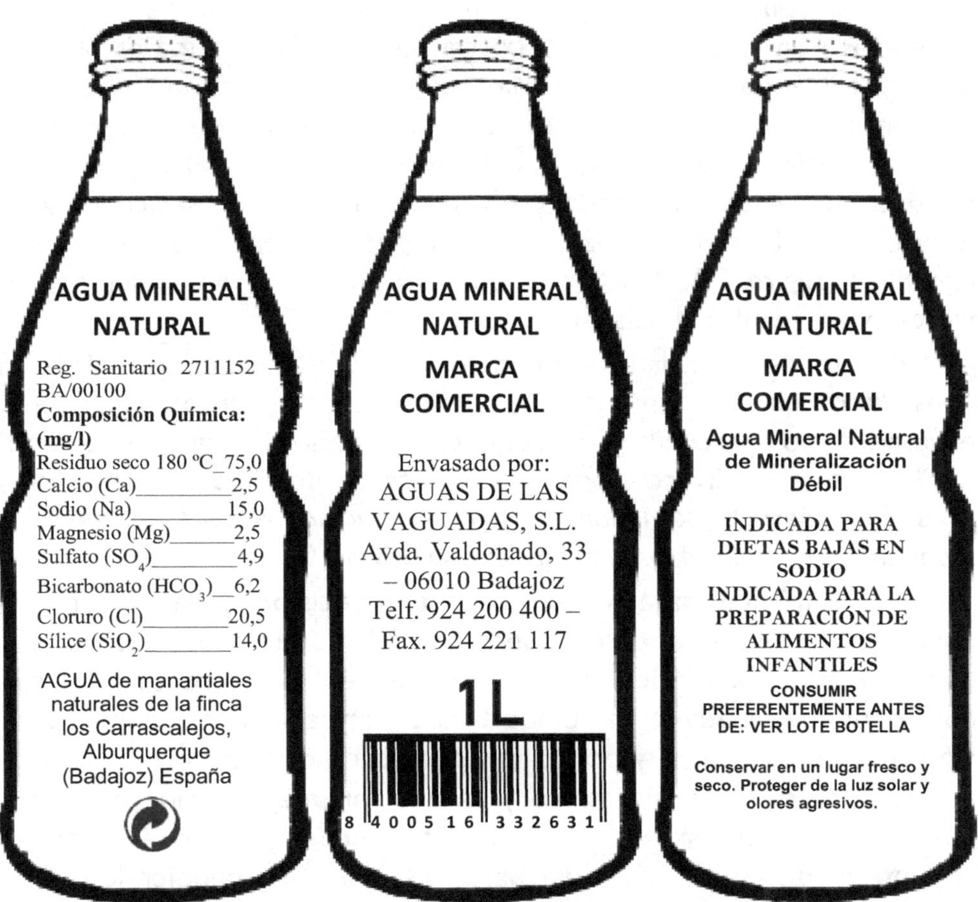

Figura 19. Frontal, lateral y dorso de una botella de agua mineral natural.

Además, si queremos conocer la cantidad de minerales que contiene, sólo tenemos que mirar el parámetro *«Residuo seco»* que aparece en el apartado de composición química que hay en la etiqueta. Este parámetro refleja el contenido en minerales que queda tras evaporar el agua a una temperatura de 180°C en el laboratorio. Los minerales que podemos encontrar en ella son bicarbonatos, cloruros, sulfatos, fosfatos, nitratos, potasio, sodio, calcio y magnesio (mg/l).

Cuando se trate de «*Aguas de mineralización fuerte*» estas contendrán una alta cantidad de residuo seco (>1500 mg/l), mientras que las «*Aguas de mineralización débil*» presentarán pocos minerales (<500 mg/l) y hasta 50 mg/l de residuo seco cuando se trate de «*Aguas con mineralización muy débil*». Actualmente hay una tendencia por el consumo de «*Aguas de mineralización débil*» ya que existen estudios que afirman un efecto beneficioso en la depuración del organismo. En la etiqueta del ejemplo se puede leer la frase: «*Agua Mineral Natural de Mineralización débil*», porque es el caso de una marca que contiene un residuo seco de 75,0 mg/l, es decir, menor de 500 mg/l. Incluso el industrial expresa en la etiqueta que está «*Indicada para dietas pobres en sodio*». Algunas empresas también mencionan: «*Indicada para la preparación de alimentos infantiles*» (*Figura 19*). Resaltamos que este tipo de aguas suelen ser más frescas y agradables al paladar.

Las aguas embotelladas comentadas hasta el momento, sólo están constituidas por un componente, por lo que como en otros alimentos envasados, no aparecerá en la etiqueta un listado de ingredientes como tal. Lo que sí vendrá reflejado es la fuente de donde se ha obtenido el agua. Por ejemplo, «*Manantial Fuencisla*», «*Font Natura*» o «*Agua de manantiales de la finca los Carrascalejos*» (*Figura 19*).

Es fundamental, para tomar una buena decisión en la compra, que conozcamos estos y otros aspectos del etiquetado, relativo a la composición química del agua, sobre todo en lo referente a las sales que contiene. Cada agua embotellada contiene una concentración diferente de minerales, y por lo tanto, ofrecen distintas propiedades. El sodio, potasio, magnesio, cloro y calcio, son mayoritarios en el agua potable y ejercen una función importante en el organismo. Así, vamos a encontrar distintos apellidos para las aguas dependiendo de su composición química, como son aguas bicarbonatadas, sulfatadas, magnésicas, etc.

Desde niños en las escuelas y en nuestros hogares hemos aprendido que el agua es inodora e insípida, pero esto no es exactamente así, ya que por el contrario sí tiene sabor y aroma que en cierta medida está relacionado con el contenido en minerales, especialmente si hay presencia de *calcio* que es fácilmente detectable por sus notas sensoriales astringentes. La cantidad de este vendrá reflejada en la etiqueta, por lo que observando el ejemplo de la *Figura 19*, comprobamos que el contenido en este mineral es muy bajo. Recordad que en el capítulo de las legumbres secas dijimos que la dureza del agua depende del contenido en carbonato cálcico que contenga, o lo que es igual, la dureza será baja cuando el agua contenga poca cantidad de calcio. Por el contrario, son aguas cálcicas o duras aquellas que presenten valores superiores a 150 mg/l. Este tipo de agua puede ser un complemento de la dieta indicada para personas que no ingieran leche a menudo, como las personas intolerantes, o incluso para mujeres en estado de gestación o niños en etapas de crecimiento. No olvidemos que el calcio ayuda a mantener los huesos más fuertes y sanos.

La gran mayoría de las aguas minerales naturales que se encuentran en el territorio español, presentan baja cantidad de sodio, con contenidos menores a los 20 mg/l (*Figura 19*), y por lo tanto, son más recomendables para personas que padezcan de hipertensión o retención de líquidos en el organismo. Por el contrario son aguas con alto contenido en sodio aquellas que tengan valores superiores a los 200 mg/l, siendo más apropiadas para deportistas. Para el caso del magnesio, este no debe superar concentraciones de 50 mg/l para que el agua sea considerada débil en este mineral. El magnesio también está muy de moda entre los deportistas, ya que juega un papel fundamental contra el cansancio durante la actividad física. También existen las aguas sulfatadas, que son aquellas que contienen más de 200 mg/l de sulfatos. Este tipo de agua es utilizado en balnearios puesto que tienen efectos beneficiosos sobre la piel y el aparato digestivo. El agua también contiene *bicarbonatos* (HCO_3), debiendo superar los 600 mg/l para considerarse alta en su contenido. Las aguas bicarbonatadas tienen efectos gástricos que favorecen la digestión.

Si continuamos mirando la etiqueta, observamos que en el agua envasada también se indica la fecha de consumo preferente, aspecto que será más significativo en las aguas con gas, porque una vez pasada esta disminuye la intensidad de la efervescencia. También se muestran en algunas botellas ciertas condiciones de conservación como «*Conservar en lugar fresco y seco*» o «*Proteger de la luz solar y olores agresivos*» ya que la composición química del agua podría verse alterada si no seguimos estas recomendaciones (*Figura 19*).

Como se observa en el ejemplo, también se muestra el lugar de procedencia, o lugar geográfico, con indicación del municipio y provincia de donde se obtiene el agua de esa botella, aspecto muy valorado por los consumidores.

Hay aguas que son extraídas de manantiales que contienen gas naturalmente presente y en cuyo caso, la mención en la etiqueta aparece como: «*Agua mineral natural con gas natural*» o «*Agua Mineral Natural con gas procedente del mismo manantial*». Es una buena opción de compra y nos ofrece una magnífica alternativa para saciar la sed y estimular el apetito, al mismo tiempo que favorece la digestión. Sin embargo, también hay en el mercado otras aguas minerales a las que se les añade gas carbónico de manera artificial. En su etiqueta visualizaremos la siguiente mención: «*Agua mineral natural con gas carbónico añadido*». Realmente este tipo de agua también puede ser etiquetado como una «*Bebida refrescante*» ya que el resultado de la adición de gas al líquido se acoge perfectamente a la legislación vigente, tanto de las aguas minerales, como de las bebidas refrescantes a las que dedicaremos otro capítulo. De hecho, algunas empresas dependiendo del formato de venta, es decir, vidrio o lata, utilizan una u otra mención según les convenga. Así, cuando se comercializan en latas, suelen utilizar la denominación de «*Bebida refrescante*», ya que buscan un nicho de mercado orientado a personas más jóvenes.

Asimismo, son «*Bebidas refrescantes*» aquellas aguas minerales a las que les añaden uno o más ingredientes como anhídrido carbónico, e incluso aromas o edulcorantes. De hecho, algunos consumidores compran estos productos creyendo que son aguas minerales, pero la denominación en la etiqueta es diferente. Es el caso de las «*Bebidas refrescantes a base de agua mineral natural y aroma*» constituida por «*Agua mineral natural, acidulante: ácido cítrico, edulcorantes: acesulfame k y sucralosa y aroma natural*». Algunos envases destacan en el frontal de la etiqueta menciones como: «*Con sabor a limón*» porque le han añadido aromas de esta fruta, y «*Sin azúcares*», al contener edulcorantes en la formulación. Estos fabricantes suelen recomendar que la bebida sea servida muy fría. De hecho, en el mercado tenemos aguas aromatizadas con menta, limón, ginseng, etc. a las que les añaden edulcorantes e incluso vitaminas B12 y B6.

Finalmente, recordamos que siempre es recomendable reciclar los envases de plástico tras su uso. Si pretendemos reutilizar los envases de agua, es más seguro hacerlo con aquellos fabricados en polietileno de alta densidad (HDPE), porque liberan pocas sustancias químicas, y por tanto no van a contaminar el contenido que después ingeriremos. Otro material que también es seguro para su reutilización es el polietileno de baja densidad (LDPE). Sin embargo, no es aconsejable reutilizar aquellos que estén fabricados con PET (Tereftalato de polietileno) ya que podrían liberar sustancias no adecuadas para nuestro organismo cuando son utilizadas más de una vez. Las iniciales del compuesto con el que está fabricado el envase, HDPE, PET, etc., se encuentran en el interior del símbolo de reciclaje para que podamos identificarlas.

El consumo de agua es vital para mantener una buena salud ya que asegura el mantenimiento del líquido del organismo, sirve para depurar las toxinas y otros desechos, y contribuye a una buena digestión al aumentar el metabolismo. Existe un consenso científico avalado por la Unión Europea de que beber 2 litros de agua al día nos ayudará a mantener las funciones físicas y cognitivas normales, además de regular la temperatura corporal. Recordad que el agua no contiene calorías, grasas o azúcares, por lo que es un buen sustituto de bebidas calóricas o refrescantes, contribuyendo indirectamente al control del peso.

Zumos y néctares de frutas

Un recuerdo de mi niñez, es el sonido del exprimidor a media tarde que me anunciaba que era el momento de saborear ese refrescante y dulce, a la vez que ácido, jugo de la naranja. Otra cosa imposible de olvidar son las palabras de mi madre que acompañaban a ese pequeño ritual, 'hijo, tómatelo enseguida que se le van las vitaminas'. Aún hoy, procuro apresurarme a beberlo a pesar de saber que las vitaminas permanecen en el zumo el tiempo suficiente como para no tener que engullirlo tan rápido. También me vienen a la memoria recuerdos de la playa y siempre los asocio al melón y la sandía, que eran las frutas perfectas para combatir el calor y la sed. En muchas ocasiones las abríamos, y si el primero en probarla pronunciaba estas palabras: 'por donde pasa moja', entonces la echábamos al vaso, le añadíamos unos azucarillos y hacíamos unos riquísimos refrescos caseros. Desde entonces, los batidos de fruta son mi bebida predilecta. Muchas tardes rebusco en la nevera piezas de fruta, una pera quizás, o una manzana, un melocotón o tal vez, una nectarina, un plátano o con suerte un mango, que aportan esa textura y aroma especial, o fresas, tan sabrosas y rojas. Todo ello lo trituro añadiéndole un poquito de leche y hielo. ¡No hay nada más delicioso! Estos zumos se conocen en el mercado como «Smoothies», y también se venden en los supermercados, aunque la receta no es exactamente la misma…claro.

Existen diferentes tipos de bebidas de fruta, como por ejemplo zumos de fruta, néctares de fruta, zumos a partir de concentrados de fruta, etc., de los cuales algunos se comercializan refrigerados y otros a temperatura ambiente. Los consumidores solemos comprar estos productos por sus propiedades saludables, ya que los catalogan como bebidas obtenidas a partir de fruta natural. A continuación trataremos con detenimiento las principales características de cada una de las denominaciones de estos productos alimentarios.

Los zumos más parecidos a los que preparamos en nuestros hogares son los «*Zumos de fruta*», extraídos mecánicamente de manera industrial, a partir de pulpa o puré de fruta entera o pelada que se encuentra sana y madura, y que no ha sido sometida a un proceso de fermentación. La fruta puede ser exprimida o sometida a un proceso de triturado o tamizado, en el que se eliminan previamente las pepitas, semillas y piel. Para la elaboración de estos zumos, los industriales emplean fruta fresca, refrigerada o congelada, que almacenan en cámaras especializadas para tal fin. Al «*Zumo de fruta*» también se le puede incorporar aromas o la propia pulpa de la fruta. En tal caso, se indicará en la etiqueta la cantidad que se le añade. Si proviene de una sola fruta, se denominará «*Zumo*» seguido del nombre de esta, por ejemplo, «*Zumo de naranja*». Estos productos se suelen comercializar en las cámaras de refrigeración, ya que presentan una vida útil más reducida.

Estos zumos contienen mucha fruta natural, y por ello los industriales destacan en el frontal de la etiqueta menciones como: «*100% Natural*» o «*100% Exprimido*» seguido de la frase «*Pura naranja*». Además, a veces les añaden vitaminas, por lo que también se destaca «*Rico en vitamina C*». En la contraetiqueta, observamos de nuevo la denominación «*Zumo de naranja*» y en la lista de ingredientes aparece «*Zumo de naranja y vitamina C*». Por tanto se evidencia que no contienen agua ni azúcar añadida. Al igual que en otros productos alimentarios, los industriales proporcionan algunos consejos de conservación como «*Almacenar en lugar fresco y seco*» y «*Una vez abierto, almacenar en el frigorífico. Se recomienda consumirlo en 4 días*».

Los «*Zumos de fruta*» tienen una buena textura, y un sabor y color que son característicos de la propia fruta de la que proceden. Precisamente, estas características se mantienen debido a que son sometidos a un proceso de pasteurización suave. No obstante, durante el proceso de elaboración se pierden algunos micronutrientes que aporta la fruta fresca. Hay que destacar que los zumos de frutas no contienen azúcares añadidos, debido a que la propia fruta madura los contiene, y también porque esta práctica de adicionar azucares no está permitida legalmente para este producto.

A modo de curiosidad, el «*Zumo de tomate*» constituido por el propio zumo del fruto, sal, especias y hierbas aromáticas, está considerado como un zumo de frutas. También, cuando observemos en el etiquetado la mención «*Varias frutas*», significará que este estará compuesto por más de tres frutas.

En los zumos de fruta encontramos los Zumos «*Detox*». Estos ayudan a eliminar ciertos residuos que se acumulan en nuestro organismo, ya que contienen alimentos con interesantes propiedades saludables. Existen «Detox» con jengibre, aloe vera, etc. El marketing nos vende esta bebida como si se tratase de una especie de 'brebaje mágico' que limpia nuestro organismo de toxinas. Esto es un poco exagerado, pero como hemos apuntado anteriormente, es cierto que estos productos realmente poseen propiedades depurativas y diuréticas, ya que contienen el líquido de frutas o verduras, que a su vez nos proporcionan vitaminas. Por ello, son un magnífico complemento en nuestra alimentación, pero en ningún caso sustituyen a una dieta equilibrada. Al igual que los anteriores, estarán ubicados en las zonas de refrigeración.

Cerca de los zumos, en los lineales, veremos el «*Néctar de fruta*». Este puede fabricarse de distintas maneras. Esto es, a partir de una proporción de pulpa de fruta fresca o de concentrados de fruta en unas ocasiones y en otras, con purés de frutas a los que se les adiciona agua y azúcares, miel o edulcorantes (en este último caso, leeremos en el envase «*Sin azúcares añadidos*»), ácido cítrico y diferentes aditivos autorizados (*Figura 20*). Respecto al contenido en azúcar, se permite la adición de menos de un 20% del peso total del producto, es decir, a un litro de néctar de fruta se le pueden añadir como máximo 200 g, lo que equivale a unos 20-30 sobres de azúcar. Como vemos, la cantidad de esta sustancia es muy elevada, por lo que algunos empresarios optan por añadir una proporción de azúcar determinada y para conseguir el dulzor final deseado del producto le suman edulcorante como el acesulfamo K y sucralosa. Estos aditivos los podremos ver en el listado de ingredientes, al final de la lista (*Figura 20*). También pueden contener otros ingredientes como zumo de limón y de lima que sirven para acidificar el producto. La cantidad de estos aditivos naturales que se puede añadir es menor a los 3 g por litro de zumo. Como hemos comentado, los néctares también pueden ser elaborados «*A partir de concentrado(s)*» o «*Parcialmente a partir de concentrado(s)*». Los consumidores podremos leer esto en el etiquetado junto con la denominación de venta del producto (*Figura 20*). Además, si nos fijamos en la etiqueta, aparecerá junto a la denominación de venta, el porcentaje de fruta que contiene el producto. Podemos decir que los néctares son zumos diluidos en agua con azúcar y quizás sean los que poseen una peor calidad organoléptica. Estos productos son sometidos a una pasteurización térmica y se conservan a temperatura ambiente en envases de cristal, brick o pet.

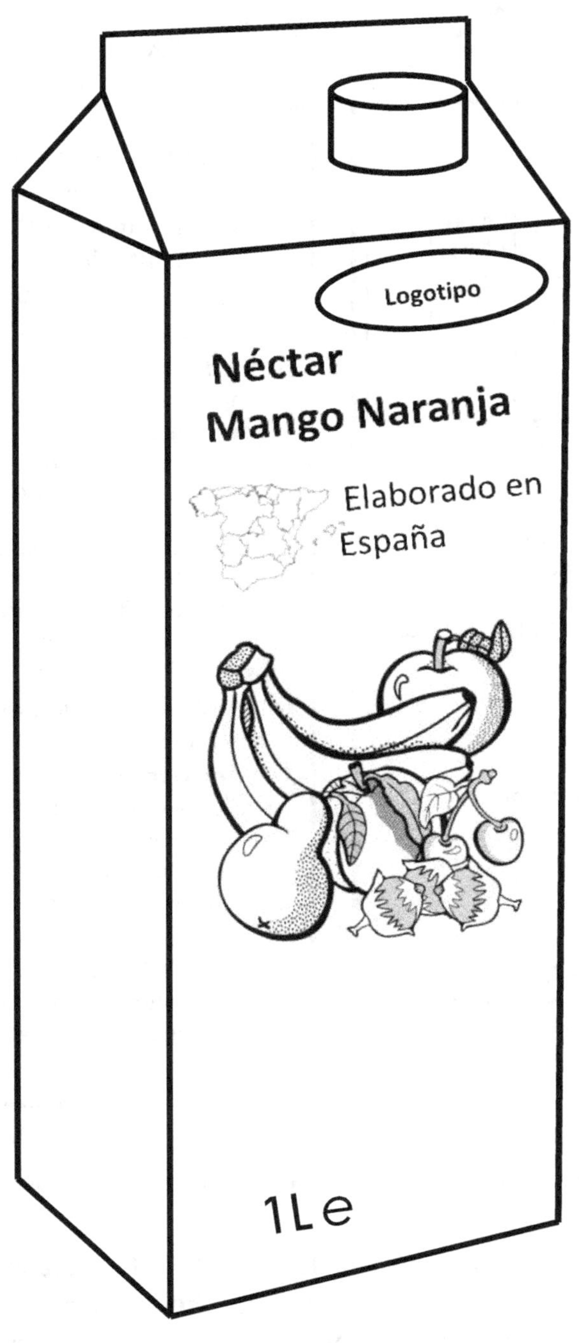

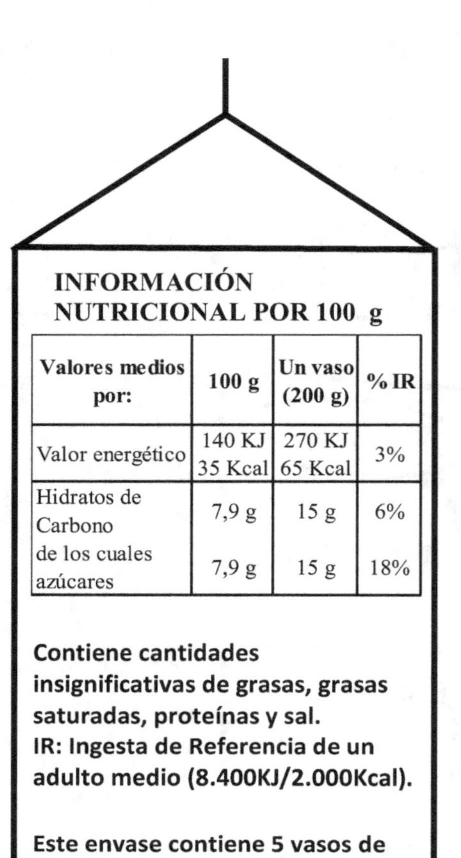

Figura 20. Perspectiva frontal, lateral y dorso de un de «*Néctar de frutas*».

Cuando tenemos un envase de «*Néctar de frutas*» en nuestras manos, observamos en el frontal del envase la palabra «*Néctar*». Sin embargo, a veces esta palabra clave para la identificación del producto no aparece por ninguna parte y si nos fijamos en la denominación del producto veremos que se trata de una *«Bebida de zumo de frutas a partir de concentrado»*, que contiene edulcorantes, vitaminas y presenta un contenido mínimo de fruta del 50%. Esta descripción es legalmente correcta, sin embargo puede confundirnos y hacernos pensar que estamos comprando un *«Zumo de frutas»* cuando lo que realmente llevamos en el carro es un *«Néctar de frutas»*.

Entonces, si no aparece la palabra *«Néctar»* en la etiqueta, ¿cómo podemos identificarlo? En los establecimientos existen estanterías dónde abundan los *«Néctares de frutas»*. En primer lugar estos tienen un precio inferior al *«Zumo de frutas»*. Otro indicio para distinguir uno de otro es que en la etiqueta veremos el contenido mínimo de fruta con indicación expresa del porcentaje de cada fruta empleada en la elaboración. En la parte de arriba de la etiqueta de un envase de néctar, cerca de la denominación de venta, se suele incluir en letra pequeña el contenido mínimo de fruta del envase con la siguiente mención: *«Contenido de fruta: mínimo 30%»* (*Figura 20*). En el principio de la lista de ingredientes leeremos la palabra *«Agua»* que constituye uno de los ingredientes principales del producto. Si el néctar no contiene azúcar porque esta se ha sustituido en su totalidad por edulcorantes, incluyen la siguiente alegación: *«Sin azúcares añadidos»*. En el caso de que los azúcares que contengan sean los naturalmente presentes en la fruta, destacaran lo siguiente: *«Contiene azúcares naturalmente presentes en la fruta»* y *«*Con edulcorantes»*. De no ser así, significa que el néctar contiene azúcares adicionados, como jarabe de fructosa, por ejemplo. Finalmente, entre los componentes del listado, veremos el contenido de fruta en tanto por ciento: *«Puré de melocotón (40%), zumo de uva a partir de concentrado (10%)»* y el resto de aditivos que se adicionan al producto. Insistimos que el ingrediente principal del néctar es *«Agua»* ya que constituye el 50% del producto. Destacamos también, que para este tipo de productos se recomienda *«Agitar delicadamente antes de abrir y servir frío»*. Las condiciones de conservación no requieren refrigeración, por lo que se indica: *«Conservar a temperatura ambiente en lugar fresco y seco resguardado de la luz»*. Tanto en los zumos, como en los néctares de fruta pueden mostrarse en el frontal de la etiqueta declaraciones nutricionales o saludables del alimento, como *«Fuente de vitaminas A + C + E»*, y la procedencia, *«Elaborado en España»*.

También las industrias elaboran «*Zumo de frutas concentrado*» que como sabemos no es lo mismo que un «*Zumo de frutas a partir de concentrado*». El «*Zumo de frutas concentrado*» es aquel al que se le ha eliminado el agua para conseguir prolongar su vida útil, y es a partir de este producto concentrado, y mediante su reconstitución con agua, que se elaboran otros tipos de bebidas como son los «*Zumos de frutas a partir de concentrado*» o «*parcialmente a partir de concentrado(s)*». Este procesado de la fruta para conseguir concentrar el producto, se lleva a cabo mediante la aplicación de calor, por lo que implica pérdidas de sustancias sensibles a la temperatura como son las vitaminas. El secado de un concentrado no se hace hasta la pérdida total de agua, ya que en este caso estaríamos ante un producto deshidratado. Como hemos comentado anteriormente, este tipo de bebida se utiliza sobre todo como ingrediente de otros productos como son zumos o néctares de fruta, más que como una bebida individual comercial.

Otro proceso de obtención de zumo es el que se realiza extrayendo con agua la pulpa remanente que queda tras exprimir un «*Zumo de frutas*». De este modo, se consigue aprovechar aún más la pulpa resultante de la primera extracción. Este tipo de producto, al igual que ocurría con los zumos concentrados, no son comercializados como tal en los supermercados, sino que se suelen utilizar como materia prima de otros, como néctares o zumos a partir de concentrados.

En los últimos años están surgiendo nuevos tipos de bebidas de frutas, que están en auge por la preocupación que tenemos los consumidores por nuestra salud. Un ejemplo son los «*Smoothies*» o «*Batidos*». Estas son bebidas compuestas de fruta y verdura, y su principal diferencia con respecto a los zumos es la textura, que suele ser muy cremosa debido a que contiene purés de frutas o leche. Los hay de mango y coco, de kiwi y menta, de espinacas y menta, etc. De hecho, al igual que en los zumos y néctares, en el listado de ingredientes nos muestran el porcentaje de cada fruta o verdura añadida: «*Zumo de manzana (31%), puré de plátano (30%), puré de kiwi (18%), puré de manzana (10%), zumo de piña (5%), zumo de espinaca (3%), zumo de menta (2%), zumo de limón (1%)*». A estos productos se le suelen adicionar antioxidantes, como el ácido ascórbico para prolongar su vida útil. No obstante, suelen estar refrigerados, de hecho, los fabricantes mencionan: «*Temperatura de conservación: 0 a 7°C*».

Respecto a las propiedades de los zumos y néctares de fruta indicaremos que un zumo nunca puede sustituir una ración de fruta fresca ya que el propio proceso de elaboración y posterior pasteurización térmica destruye muchas de las propiedades naturales presentes en esta, provocando también una merma en las características sensoriales del mismo. Sin embargo, el «*Zumo de fruta*» es una buena opción de consumo, y es mucho más saludable que los refrescos azucarados y bebidas alcohólicas. Aun así, hay que recordar que el agua es siempre la mejor opción para estar correctamente hidratados.

Bebidas refrescantes

¿Os imagináis yendo a la farmacia a comprar un refresco? ¿A que sería bastante raro que vuestro médico os prescribiera una bebida de cola para ayudaros a resolver algún problemilla de salud? Pues por extraño que parezca, es así como comienza sus pasos a finales del siglo XIX este de refrigerio tan popular. Es complicado disociar la típica imagen cincuentera de una 'pin up girl' sujetando un botellín de cristal, que quizá tenga mucho que ver con la dibujada felicidad de su rostro. Es el marketing que nació con la Segunda Guerra Mundial, donde los soldados americanos no se privaban de su refresco favorito y menos de sujetar con un pin en la pared de su tienda, tanque o submarino, esos sugerentes dibujos de chicas voluptuosas dispuestas a brindar con el dulce y chispeante líquido. Por aquellos años, una bebida sin burbujas se abrió paso entre las gaseosas. Y así, las bebidas 'con' hicieron hueco a las 'sin' y las 'sin' pasaron a ser 'cero' y este cero en algunos casos se duplicó para que todo el mundo, independientemente de sus gustos y tolerancias pudiera saborear su refresco favorito.

Las «*Bebidas refrescantes*» están compuestas mayoritariamente por agua potable más una serie de ingredientes que se les adicionan para aportar sabores muy variados. Este tipo de bebidas no contienen alcohol, y de hacerlo, su porcentaje debe ser inferior al 0,5%.

En los últimos años, las industrias que elaboran este tipo de bebidas han experimentado un avance tecnológico destacado debido a la inversión realizada en investigación, desarrollo tecnológico e innovación, que ha permitido desarrollar y poner en el mercado una gran variedad de bebidas refrescantes adaptadas a los gustos de toda la sociedad.

El consumo de este tipo de líquido es bastante elevado, disparándose las ventas en verano, puesto que ayudan a combatir el calor. Además, en los lineales hay una gran cantidad de sabores, aunque las clásicas bebidas de cola con cafeína y las de naranja son las más demandadas. También existen multitud de envases, pero el que domina el mercado es la lata de 33 cl.

Estas bebidas tienen distintas denominaciones en función de los ingredientes que contengan. Entre los principales están el anhídrido carbónico, azúcares o edulcorantes, zumos, purés, extractos vegetales, cafeínas, quininas, aromas, vitaminas, minerales y aditivos autorizados, entre otros. Todos ellos son agregados al ingrediente principal, el agua.

Algunas de estas bebidas se caracterizan por su contenido en anhídrido carbónico, que es el gas que les proporciona las burbujas a la vez que sirve como conservante. A otras no se les adiciona gas, por lo que para mantener una vida útil más duradera, se suelen someter a un tratamiento térmico de pasteurización.

Hay que destacar que algunas de las bebidas refrescantes contienen zumo de frutas. A estas se les denomina «*Bebida refrescante de zumo de frutas*». La cantidad de zumo que se les añade es alrededor de un 5% para generalmente aportar sabores de naranja o limón. El porcentaje exacto de zumo que contienen lo podremos ver en el etiquetado, por ejemplo, «*6% de zumo de limón a partir de concentrado*». En este tipo, el ingrediente principal es el agua carbonatada, a la que se agrega, además del zumo de fruta, una serie de aditivos alimentarios como azúcar y edulcorantes, acidulantes como el ácido cítrico, antioxidantes, conservantes como el sorbato potásico, estabilizantes como la goma arábica, y también aromas naturales de frutas como el limón o naranja y otros.

También encontraremos en los supermercados otro tipo de bebidas similares a los zumos, pero que realmente no lo son, como las «*Bebidas refrescantes mixtas*», que están más cerca de ser un refresco que de ser un zumo propiamente dicho. Estas están constituidas por bebidas refrescantes y otros alimentos como puede ser la leche. Así, si nos fijamos en la denominación del producto podemos ver algunos que se definen como «*Bebida refrescante mixta de leche y zumo de frutas con azúcar y edulcorante*». Como comentamos anteriormente, muchos consumidores compran estos productos pensando que son zumos, pero realmente no lo son. Respecto a los ingredientes, son similares a los que se indican en los néctares de fruta. También se expresa el porcentaje de fruta, que puede ser de aproximadamente un 7%, y el resto está formado por agua, leche (10%), o leche en polvo rehidratada, azúcar, estabilizante (pectina), aroma, acidulante (ácido cítrico) vitaminas, edulcorante (sucralosa) y colorante (E-160ai). Este tipo de bebidas suelen estar pasteurizadas.

Sin embargo, hay otras que no contienen nada de zumo de frutas en su formulación, sino extractos, aromas y colorantes, que les aportan un sabor característico y muy conseguido pareciendo incluso que contienen frutas. Es el caso de las denominadas como *«Bebida refrescante aromatizada»*. Como ejemplo tenemos las bebidas de cola, naranja o limón en las que se indica *«Sabor a...»*. También encontraremos en esta variedad las *«Bebidas isotónicas»*, a las que además se le adicionan otros ingredientes alimenticios como pueden ser sales minerales, que son compuestos químicos aptos para reponer energía tras haber realizado un esfuerzo físico. Entre estos tenemos el cloruro sódico, fosfato potásico y fosfato cálcico. Asimismo encontramos la *«Bebida refrescante de extractos»*, que contiene extractos vegetales naturales en bajo porcentaje como puede ser el té, limón, naranja, etc. Igualmente existen *«Bebidas de soda»*, *«Gaseosas»* y *«Tónicas»*, que suelen contener agua con bicarbonato sódico y un mínimo de 6 g por litro de anhídrido carbónico.

A muchas de ellas no se les adicionan azúcares, siendo sustituidos por edulcorantes, o por una mezcla de ambas, azúcar y edulcorantes. En caso de no llevar azúcar, en la etiqueta se indicará *«Cero azúcar»* o *«0% azúcares/calorías»*. Incluso, algunas empresas destacan que sus productos contienen menos cantidad de azúcar que los productos originales, incluyendo en el etiquetado, por ejemplo, *«42% menos de azúcar»* junto con la mención *«Con todo el sabor»*. Como curiosidad destacamos que una lata de 33 cl contiene 33,3 g de azúcar, lo que equivale a unos 4 sobres de esta. La ingesta de bebidas refrescantes azucaradas aporta una gran energía que va asociada generalmente al aumento de peso.

Algunas bebidas contienen en su formulación cafeína, como es el caso de la *«Bebida refrescante aromatizada»* de cola y de las *«Bebidas energéticas»*. Si nos fijamos en la etiqueta de estos productos, en la lista de ingredientes se especifica que contiene esta sustancia en la formulación del producto. En las bebidas energéticas, una lata de 33 cl contiene unos 80 mg de cafeína, que es considerada una cifra elevada por las autoridades sanitarias por lo que obligan a incluirlo en el etiquetado. La declaración *«Contenido elevado en cafeína»* es expresada junto con la cantidad en mg por 100 ml. Además de cafeína, las *«Bebidas energéticas»* contienen otros ingredientes que también son excitantes como son la taurina y vitaminas. El consumo de este tipo de bebidas está dirigido a personas adultas, por lo que además se indica en el envase la siguiente advertencia: *«No recomendado para niños, ni mujeres embarazadas o en periodo de lactancia, ni para personas sensibles a la cafeína»*. Además, los industriales lo advierten mediante la inclusión de ciertas frases como *«Consumir de forma moderada: máximo media lata al día»*. Incluso podemos ver frases como *«No se recomienda el consumo de esta bebida con alcohol»* y *«No consumir dentro del marco de una actividad deportiva»*. En el etiquetado de las bebidas energéticas también se indican los ingredientes que contienen, el aporte energético o fecha de consumo preferente.

Bollería, pastelería y repostería industrial

Si buscamos en el diccionario la palabra dulce, encontraremos muchas acepciones, pero ninguna de ellas con un significado negativo. Será por este motivo, que no hay rincón en el mundo que no esté vinculado a una vieja tradición repostera. Como soy una persona muy golosa, de cada uno de mis viajes me llevo en mi paladar el recuerdo de su postre más característico. Por ejemplo, estando sentado en la terraza del «Gambrinus», una conocida cafetería de Nápoles, tomé un café y una Sfogliatella, esto último es un dulce típico napolitano de hojaldre artesano con aspecto rizado que puede llevar diferentes rellenos. Mientras mis ojos devoraban la fachada de la galería Umberto I, su vecino teatro San Carlo, el contiguo palacio real, y contemplaba las cientos de personas que se movían delante de mí, aquel hojaldre crujía entre mis dientes hasta deshacerse en mi boca endulzando todo lo que tenía a golpe de vista. ¡Qué momento...! También podría contaros mi experiencia con los pasteles de nata en Portugal, los pestiños andaluces, los sobaos cántabros, las ensaimadas mallorquinas, las perrunillas extreme... ¡ups, me tengo que ir al supermercado!

En los supermercados encontramos una gran variedad de productos de bollería, pastelería y repostería industrial, en forma de magdalenas, bizcochos, pasteles, etc. Los envases de estos alimentos suelen ser de colores vivos y llamativos ya que un gran porcentaje de su público son niños. Su sabor dulce y sus atractivos diseños los hacen irresistibles para los consumidores más golosos. Sin embargo, no todos los productos que encontramos en los supermercados presumen de la misma calidad. Así, para poder diferenciar un producto 'bueno' de otro 'menos bueno', es decir con más cantidad de conservantes y colorantes, la mejor opción es saber leer e interpretar correctamente la etiqueta que aparece en los envases para hacer una correcta elección del producto. No obstante, este tipo de alimentos deben ser consumidos de forma ocasional por los motivos que se comentarán a continuación.

En general, los productos de bollería, pastelería y repostería industrial se elaboran con una masa de harina a la que se le pueden añadir aceites o grasas, agua, distintos complementos panarios y/o aditivos que se utilizan para reforzar la masa de harina con el fin de dar color y forma o como conservantes. Finalmente, el producto es sometido a un tratamiento térmico de cocción. A la masa elaborada le pueden añadir un relleno o guarnición dulce o salada, como fruta, chocolate, mermelada, charcutería, encurtidos, etc.

También existen otros tipos de masas básicas con la que se fabrican estos productos, como son las «*Masas de hojaldre*» con las que se elaboran cocas y cazuelitas, «*Masas azucaradas*» que se usan para hacer pastas o «*Masas batidas*» que sirven para crear bizcochos y magdalenas con huevo, azúcar y harina. Estos tipos diferentes de masas también los podemos ver en los lineales tanto en crudo como en precocido. Los productos crudos no son tratados térmicamente, mientras que a los precocidos se les interrumpe la cocción antes de finalizar el tratamiento térmico. Ambos se comercializan congelados o refrigerados.

En los supermercados también hay grandes espacios dedicados a las «*Galletas*». Estas se elaboran con ingredientes básicos como son el huevo, harina, leche, aceite, mantequilla y azúcar. Existe una gran variedad de ellas como las «*Marías*», «*Cracker*», «*Barquillos*» o lo que se conoce como «*Sándwiches*» que son galletas emparejadas con relleno.

Es importante leer correctamente todos los ingredientes de la etiqueta ya que esto nos ayudará a discernir qué tipo de grasas vegetales contiene, conocer el contenido en azúcar, y por lo tanto, saber las calorías que posee el alimento. Además, el orden de los ingredientes que como ya sabemos va de mayor a menor importancia o cantidad en el producto, nos desvelará su calidad. Así, si observamos que en el primer lugar de la lista aparece el azúcar o las grasas, significará que estamos ante un modelo de alimento menos saludable. Estos son términos que conviene saber para escoger la bollería lo más sana dentro de lo posible, evitando abusar de lo que todos conocemos como '*bollería industrial*' que es aquella que aporta un alto contenido en calorías, aceites vegetales de baja calidad, grasas '*trans*', harinas refinadas y azúcares.

En las etiqueta también se menciona el valor nutricional del alimento, que va a depender de los ingredientes y cantidades que contenga, de los rellenos o coberturas utilizadas como cremas, chocolate, mermelada, queso, carnes, embutidos, etc., y también del tratamiento térmico que se emplee para la cocción final del producto, como es el horneado o la fritura. Por lo tanto, entendiendo la información proporcionada sobre este valor, los consumidores podremos comprobar de una forma sencilla la calidad de los alimentos que pretendemos añadir a la cesta. Por regla general, estos se caracterizan por contener gran cantidad de calorías concentradas en poca cantidad de producto. Por hablar de cifras, algunos de estos productos aportan una media de 450 Kcal por 100 g, lo que equivale a un 30% de las calorías totales que debe ingerir una persona al día. Hay que fijarse bien en lo que leemos ya que en algunos alimentos se muestra el valor nutritivo por unidad o porción, y en letra más pequeña se indica que es por cada 100 g. En tal caso, si el producto pesa poco, podemos creer que tiene menos calorías, cuando lo que realmente nos indica es que tiene poco peso. Por ejemplo, una «*Rosquilla glaseada frita*» pesa 52 g que contienen 173 Kcal, por lo que 100 g equivalen a 332 Kcal, que son las calorías que ingeriremos si nos comiéramos dos rosquillas. Indicamos que se puede considerar un límite de calorías razonable cuando la ración del alimento contiene 200 Kcal o menos. Por regla general podemos afirmar que los dulces hojaldrados contienen mayor cantidad de grasas, lo que aporta un mayor valor calórico, superior a las 500 Kcal. Los bizcochos y magdalenas suelen tener más de 400 Kcal, mientras que los bollos son los que menor porcentaje de grasa contienen, aportando un valor calórico de unas 300 Kcal. Por eso, cuando tengamos el producto delante de nosotros, es recomendable mirar la cantidad de grasas y recordar que estas no deberían sobrepasar los 10 g ya que esta elevada aportación calórica también se debe al alto contenido en grasas (14-32%). No olvidemos tampoco que la bollería y pastelería casera también contiene un elevado contenido en grasas y azúcares. Pero siempre será más saludable por el hecho de no utilizar aditivos y determinados tipos de grasas.

Nos fijaremos también en la '*ingesta de referencia*', «% IR», que aparece en el valor nutritivo de los alimentos. Esto nos dará información sobre la cantidad máxima que debería consumir un adulto estándar, que sería un determinado porcentaje de cada nutriente al día. Por lo tanto, por cada porción de alimento se muestra en la etiqueta el porcentaje de cada nutriente y las calorías que nos aportaría el alimento tras su ingesta. Por ejemplo, un «*Mini rosco cubierto de chocolate blanco*» pesa 20 g, indicándose un % IR del valor energético de un 5%, lo que significa que cada unidad nos aporta un 5% del valor energético recomendable diario. De este modo, si nos tomamos 5 mini roscos, ya habremos ingerido un 25% del valor energético diario que se recomienda para un adulto. Por lo tanto, reiteramos que al comprobar este dato tendremos las ideas más claras sobre los nutrientes y el valor calórico que aporta ese alimento en cuestión.

Normalmente, la bollería, pastelería y repostería industrial suelen contener grasas vegetales en su formulación. *A priori,* cuando un consumidor lee en la etiqueta *«Grasas vegetales»* le produce confianza, ya que estas son más saludables que las animales. Sin embargo, lo ideal es que los productos de bollería y pastelería, como los bizcochos o las magdalenas, ya sean caseros o de panadería, estén elaborados con aceite de oliva virgen o con otro tipo de aceites vegetales, como el aceite de girasol o el de soja. El porcentaje que se aporta de cada aceite o grasa añadida aparece reflejado en el listado de ingredientes. Si tomamos como ejemplo una torta hecha con aceite, en la que la etiqueta nos dice que contiene un 26% de *«Aceite de oliva virgen extra»* de máxima calidad, en la información nutricional se verificará que contiene baja cantidad de ácidos grasos saturados (3,9%) y elevado contenido en insaturados (22,1%), en definitiva, sus propiedades serán más saludables. No obstante, como hemos indicado, estos productos suelen contener cantidades elevadas de azúcares. En el caso de la torta, el valor nutricional revela que contiene 15,8 g de azúcar por 100 g de producto, es decir un 15,8% de azúcares. Los hidratos de carbono que contienen estos productos, aproximadamente 47 g, sin contar con los azúcares, son proporcionados por las harinas con las que se elaborada.

En muchos productos de bollería, pastelería y repostería industrial se utilizan otro tipo de grasas vegetales como son los aceites de palma y de coco que se caracterizan por su alto contenido en ácidos grasos saturados, similares a los que tienen las grasas animales. Además el porcentaje en este tipo de alimentos suele ser elevado sobre todo en las masas hojaldradas. El aceite de palma se produce con los frutos de una palmera aceitera, la palma africana, cuyo aceite es muy utilizado en algunos productos de la industria alimentaria. En el listado de ingredientes se menciona de distintas formas como: *«Grasa vegetal (palma)»* o *«Grasas vegetales de palma y palmiste en proporción variable»*. El elevado contenido en grasas saturadas que contiene este ingrediente facilita el untado por lo que es útil en la elaboración de cremas de cacao, margarinas, galletas, etc. Con objeto de dar seguridad al consumidor, ciertos industriales indican en la etiqueta que el aceite de palma que contiene el alimento ha sido certificado por su sostenibilidad en plantaciones certificadas. Recordemos que en los últimos años se han cuestionado los supuestos efectos perjudiciales del consumo de alimentos elaborados con este producto en la salud de las personas, hecho que se le atribuye al ácido palmítico, ácido graso mayoritariamente saturado presente en este aceite.

A algunos productos de bollería y pastelería industrial se les añaden las conocidas como grasas *hidrogenadas* o *trans*. Estos compuestos son usados en ciertas industrias alimentarias por su bajo coste de producción. Es importante destacar que no se obliga a los industriales a identificarlas en las etiquetas, por lo que no se mencionan en ellas ni su presencia ni mucho menos la cantidad añadida. Estas grasas se obtienen *en laboratorio* añadiendo hidrógeno a las grasas convencionales para provocar un cambio en su estructura química transformándolas en otras grasas sólidas caracterizadas por su alta resistencia al calor y por su bajo coste. Estas grasas artificiales se emplean en gran cantidad de productos industriales. Desde hace años, ciertas autoridades han advertido del riesgo de su ingesta para la salud, por lo que se pretende ir eliminándolas progresivamente con el objeto de reducir enfermedades coronarias y de obesidad en la población. Esto es sobre todo un problema para aquellos consumidores que toman este tipo de alimentos de forma habitual.

Los alimentos a los que se les adiciona este tipo de grasas, suelen contener también azúcares, grasas totales o sal. El contenido en azúcar suele estar entre un 11 y un 46%. Por ello hay que consumirlos con cautela. Además de aumentar nuestro peso, elevar el consumo de productos ricos en azúcar puede conllevar a padecer diabetes tipo 2 con el tiempo. La Organización Mundial de la Salud advierte que no se debe sobrepasar su ingesta en más de 30 g al día para personas adultas. Consumiendo 4 galletas de chocolate se sobrepasa este límite diario recomendado. Está probado que el consumo de alimentos ricos en grasas y azúcares puede provocar cierta adicción, haciéndolos imprescindibles en nuestra dieta habitual. Es por ello que, cada vez más, encontramos en los supermercados productos o bollería «0% azúcares». Esta puede ser una opción más saludable por la sustitución del azúcar por polialcoholes, sin embargo, el contenido en grasas sigue presente en el alimento, por lo que continúan siendo bastante calóricos.

Los productos de bollería y pastelería también contienen proteínas en cantidades variables, pero normalmente menores al 10%. El contenido en proteínas varía en función de los ingredientes que contenga el alimento, siendo mayores los valores cuando se utiliza harina o huevos en los ingredientes. El contenido en fibra es menor del 4% y en este caso depende de si la harina usada está refinada o no.

En el frontal del envase se suele hacer mención de las propiedades saludables o nutricionales del mismo. Por ejemplo, en el envase de un conocido bollo relleno de chocolate que sirve de merienda para niños se indica: «*Con cacao + Hierro*». En este mismo envase en letra pequeña se advierte que es el único de su categoría que por 100 g aporta un 50% de hierro respecto al valor de referencia de nutrientes. En este caso parece que el marketing del producto intenta enmascarar las excesivas calorías del alimento (350 Kcal), haciendo indicaciones o menciones relativas a sus propiedades saludables o nutricionales, que en este caso sería el enriquecimiento en hierro. Lo importante es que el consumidor no se deje persuadir por estas menciones que aparecen en la etiqueta, y sobre todo debemos saber que es un alimento calórico, compuesto por un 14% en grasas y un 50% en azúcares añadidos.

Algunos de estos productos aportan a nuestro cuerpo lo que se conoce como '*calorías vacías*', es decir, contienen muchas calorías y poca cantidad de nutrientes, como proteínas, fibras, grasas saludables, etc. Si el primer ingrediente que aparece en la etiqueta es el «*Azúcar*», significará que es el ingrediente mayor en orden de importancia de la lista. Además, en este tipo de alimentos, el contenido en vitaminas y antioxidantes es prácticamente inexistente, al igual que la presencia de minerales. El sodio es uno de los minerales que puede contener y en ocasiones se encuentra en exceso. También suelen contener harinas refinadas, las cuales han sido sometidas a un proceso industrial para que sus partículas sean más finas, mediante la eliminación de ciertos componentes del grano entero que es donde se encuentran las vitaminas y proteínas. Por todo lo indicado, es muy recomendable minimizar en la medida de lo posible la ingesta de este tipo de alimentos, ya que no nos aportan ningún beneficio, siendo más conveniente optar por dulces o pastelería caseras que, al fin y al cabo, son más saludables.

Patatas fritas tipo 'crisps'

Corren los años cincuenta del siglo XIX. El restaurante de Saratoga 'Moon Lake Lodge', se ha puesto de moda entre la alta sociedad neoyorquina. El joven chef afroamericano, George Crum no está teniendo un buen día. Un magnate snob ha hecho regresar su plato a la cocina por segunda vez, porque dice que las patatas que le han servido de guarnición son demasiado gruesas y se queja también de que están muy blandas. '¿Qué se creen estos nuevos ricos?' Se lamenta Crum conteniendo su ira. 'Seguro que no ha comido unas patatas mejores en su vida' gruñe mientras se gira y llama a su ayudante '¡Giuseppe, coge una patata y córtala en rodajas tan finas que se pueda ver a través de ellas!' Cuando el aceite está bien caliente Crum las vierte en la sartén y las rocía de sal a conciencia. 'Las patatas han quedado tan duras que a Vanderbilt le va a ser imposible pincharlas con el tenedor' alega el pinche con preocupación. Como respuesta, Crum sonríe con malicia. Un rato después en la cocina se recibe otro pedido de patatas finas y crujientes por parte del magnate, también pide una ración para cada uno de sus acompañantes, quiere que las prueben, le han encantado. Pocos años después George Crum abre su propio restaurante en Saratoga. Adivinad cuál es su plato estrella…

Pocos son los consumidores que se pueden resistir a añadir a la lista de la compra una bolsa de patatas fritas o 'crisps', siempre tan útiles en aperitivos y picoteos. Los envases de estos productos esconden información en el dorso del mismo que es necesario descodificar para saber elegir las más adecuadas para su consumo. Estos productos tienen un sabor muy intenso, de textura crujiente, e incluso podríamos decir que son adictivos ya que una vez que abrimos el envase y probamos la primera no somos capaces de comer solamente una. Los envases, a su vez, están diseñados para llamar nuestra atención con sus atractivos colores y el sonoro plástico que al abrirlo parece crujir al igual que su contenido.

Las patatas fritas clásicas se elaboran a partir de patatas seleccionadas por su buena calidad, siendo el secreto de estas el cortado que se realiza con unas cuchillas muy afiladas para conseguir un grosor fino y uniforme y después freírlas en aceite. Posteriormente, las patatas son sazonadas con sal o con distintos extractos para potenciar el sabor de las mismas, utilizando «*Tomate en polvo, ajo en polvo, perejil, pimentón molido, cebolla en polvo*», aunque también se pueden emplear «*Sustancias aromatizantes*». En algunas marcas de patatas fritas también añaden sustancias que aportan sabor dulce como es el «*Azúcar*» y/o «*Edulcorantes (aspartamo)*». Sin embargo, los principales ingredientes de estos productos son la patata, el aceite y la sal en este orden. Hoy día en el mercado encontramos un gran abanico de sabores como, por ejemplo, jamón, queso, bacon, ajillo, etc.

También podemos encontrar otros aditivos alimentarios que se emplean para potenciar el sabor, como el «*Glutamato monosódico*» o colorantes que mejoran el color, como el «*Extracto de pimentón*» o «*Extracto de raíz de cúrcuma*». En algunos de estos productos se hace la mención en la etiqueta de todo lo contrario, sobre todo por la mala popularidad del glutamato monosódico: «*Este producto no contiene glutamato*» o «*Sin colorantes artificiales y sin conservantes*». A veces encontramos 'crisps' que también muestran la advertencia de que «*Contiene una fuente de fenilalanina*». La fenilalanina es un aminoácido esencial importante para nuestro organismo que debe ser aportado a través de la dieta, ya que el organismo no es capaz de sintetizarlo por sí mismo. Los productos alimenticios que contienen esta advertencia son normalmente aquellos a los que se les ha añadido, entre otros, un edulcorante como el aspartamo, que contiene este aminoácido esencial en su estructura química. Esta mención aparece en la etiqueta sobre todo dirigida para aquellas personas que padezcan de 'fenilcetonuria', es decir que no sean capaces de descomponer la fenilalanina en el organismo, por lo que esta se acumularía en el cuerpo pudiéndoles causar daños en el sistema nervioso.

Las patatas fritas son alimentos calóricos al igual que los productos de bollería y repostería y que algunos refrescos. Esto es debido fundamentalmente al contenido en grasas y almidón que contienen. De hecho, si observamos el valor nutritivo del alimento, veremos que una simple ración aporta casi un 20% de las grasas y un 11% de las calorías que deberíamos ingerir al día. Una bolsa de patatas fritas contiene unas 510 Kcal por cada 100 g, lo que equivale a la ingesta de dos filetes de ternera grandes a la plancha. Una bolsa estándar tiene un contenido neto aproximado de 500 g, por lo que si nos comiéramos la bolsa entera, estaríamos ingiriendo 2.550 Kcal. Esto quiere decir que con sólo una bolsa de patatas estamos sobrepasando la ingesta total recomendada en un día, por lo que este tipo de alimentos no debe ser consumido diariamente y menos en grandes cantidades, sobre todo en los niños. Es fundamental instaurar en nuestros hogares buenos hábitos alimenticios, evitando abusar de productos que aportan un exceso de calorías. Las 'crisps', también son alimentos poco nutritivos que destacan principalmente por su contenido en grasas saturadas, azúcares y sal, sustancias que favorecen el sobrepeso y la obesidad.

Como se ha indicado, estas bolsas de patatas tienen un alto contenido en calorías, por lo que una opción de compra menos calórica para los consumidores más apasionados serían las patatas «Light». Recordemos que esta mención no implica que estén exentos de calorías, sino que son alimentos que por legislación deben contener un 30% menos de calorías que el producto equivalente o convencional del mercado. En el ejemplo anterior, la bolsa de patatas fritas light tendría unas 357 Kcal por 100 g de alimento, que serían 153 Kcal menos. Por lo que la denominación «Light» no significa que el alimento sea de más calidad, sino que es un alimento con menos calorías, pero prácticamente contiene los mismos ingredientes que el producto convencional. Normalmente a los productos «Light» se les suele compensar la posible pérdida de sabor aumentando el contenido en sal o azúcar.

Uno de los motivos por los que estos productos tienen un alto contenido calórico es debido a que se fríen en aceites vegetales o animales. Las patatas, al ser cortadas en tamaño muy fino, absorben mucho aceite durante el proceso de fritura, por lo que aproximadamente un tercio de sus calorías corresponde a este. Una alternativa más saludable es consumir patatas en las que el proceso de fritura se haya sustituido por el de horneado. En las patatas «Al horno», el contenido en grasa va a disminuir bastante, al igual que el contenido calórico. De hecho, lo mostrarán así en la etiqueta: «50% menos grasa».

También es importante fijarse en el contenido en grasas saturadas, que aparece justo debajo del contenido en grasas totales. Cuanto menor sea este valor, las patatas serán más sanas. Recordemos que este tipo de grasas no son recomendables porque implican incrementos en los niveles de colesterol en la sangre. Muchos consumidores desconfían por el desconocimiento sobre el tipo de aceite con el que los industriales fríen estos productos. Si miramos bien la etiqueta veremos esta información reflejada en el listado de ingredientes detrás de la mención de «*Aceite vegetal*» en la que se indicará si es de girasol, oliva, soja, etc. Las patatas se fríen principalmente con aceites vegetales, como el de girasol o maíz o con aceites de origen animal, que suelen tener una composición elevada de ácidos grasos saturados. Las industrias alimentarias suelen usar el aceite de girasol por su bajo precio, aunque también encontramos patatas fritas en aceite de oliva, que no es lo mismo que aceite de oliva virgen extra, ya que este último no ha sido refinado. Cuando estos aceites vegetales refinados, son sometidos a altas temperaturas experimentan pérdidas considerables de nutrientes, lo que repercute en la calidad del aceite, sobre todo en el aspecto nutricional.

A la hora de analizar las patatas '*crisps*', otro aspecto que no viene reflejado en la etiqueta del producto pero que es importante conocer, es que los hidratos de carbono procedentes de los cereales y patatas, pueden ser transformados por medio de las altas temperaturas durante el proceso de fritura y horneado, formándose una sustancia tóxica llamada *acrilamida*. Las industrias, durante los procesos de elaboración minimizan los riesgos para evitar la síntesis de esta sustancia, reduciendo los tiempos y temperaturas de cocción para obtener productos con un color final de un dorado más claro, por lo que los consumidores solo deben evitar la ingesta de esos trozos o partes quemadas, que son las que contienen una mayor cantidad de esta sustancia tóxica.

La patata contiene un contenido elevado en hidratos de carbono, unos 50 g por cada 100 g, siendo el contenido en proteínas y fibra bastante bajo. Respecto al contenido en sal, este suele ser elevado, oscilando desde 1 g, para aquellas patatas fritas en las que se menciona «*Al punto de sal*», hasta los 2,5 g por cada 100 g, en los que no se hace ninguna referencia al respecto en la etiqueta. Nuevamente hay que recordar que las recomendaciones de ingesta en sal son de 5 g al día, por lo que si ingerimos una bolsa grande de patatas, se supera este límite con creces. Si padeces de hipertensión o las consumes con mucha frecuencia, es sencillo, mira la etiqueta y opta por marcas comerciales con bajo contenido en sal o por el contrario ingiere pequeñas cantidades de este producto y de forma ocasional. También hay que reducir el consumo de estos alimentos en los niños, aunque no es fácil debido a la gran oferta que hay en el mercado tanto de patatas como de *gusanitos* en sus distintas modalidades. Recordad que lo ideal sería consumir sólo aquellos productos cuyos ingredientes sean exclusivamente patata, aceite de oliva virgen y la cantidad justa o mínima de sal, o por supuesto, «*Sin sal añadida*». Finalmente indicar que hay alimentos que siendo igual o más grasos que las patatas fritas, resultan más saludables y cuyo consumo debe ser potenciado entre la población. Es el caso del aceite de oliva virgen extra y los frutos secos, o el aguacate y el salmón, entre otros.

Claves para identificar los símbolos de los envases

Desde tiempos ancestrales, el hombre ha ido marcando los trazos de su historia mediante símbolos. Gracias a esas huellas hoy sabemos mucho de cómo vivían y se relacionaban los antiguos griegos, los vikingos, los egipcios…y así hasta el día de hoy. El lenguaje visual, cuyo objetivo es la transmisión inmediata de una idea, está completamente ligado al ser humano. Muchas personas tatúan un símbolo en su piel. Ese dibujo que tal vez no signifique nada para otros, a ellos les escenifica un momento de su vida. Cuando uno aprende a conducir, se sumerge en un universo nuevo por descodificar si quiere obtener la licencia. Y ¿qué serían las redes sociales sin los ya imprescindibles emoticonos? La industria alimentaria también tiene su propio lenguaje visual, el tamaño de las etiquetas es pequeño y las compras se suelen hacer con premura. Vamos a aprender algunos de sus símbolos.

En las etiquetas de los envases de los alimentos descubrimos una serie de símbolos estandarizados que en muchas ocasiones pasan desapercibidos. Sin embargo, esta simbología proporciona al consumidor información relevante sobre el contenido del alimento o del propio envase. Para una persona celiaca es importante reconocer el símbolo del gluten, por ejemplo. También podremos identificar a través de estos iconos si un producto es apto para veganos, y no menos importante es saber interpretar aquellos que nos indican cómo debemos reciclar el envase. En ocasiones, algunos de estos símbolos presentan un significado obvio, porque la figura es lo suficientemente elocuente, pero otras veces son más difíciles de comprender e interpretar por los consumidores.

Seguramente os suene el dibujo que contiene una flecha en color verde girada ('*punto verde*'). Este se refiere a aquellos envases alimentarios cuyo reciclaje es sometido a un '*Sistema Integral de Gestión de Residuos*' a través de empresas especializadas como son Ecoembes o Ecovidrio (*Figura 21.A*). Así, este símbolo nos garantiza que las empresas envasadoras colaboran económicamente en el reciclaje de sus envases, con el fin de darles una nueva vida, convirtiéndolos en nuevos envases, o incluso en otros productos como ropa o juguetes. De esta forma, quienes colocan estos envases en el mercado, contribuyen con la sostenibilidad ambiental al garantizar un reciclaje constante. Muchos consumidores piensan que este símbolo significa que el envase está fabricado con material reciclado, pero esto no siempre es así, es decir, se puede reciclar, pero puede estar o no fabricado con material reciclado. Los envases que contienen esta simbología son de plástico, metálicos, tipo brick, papel o cartón, o de vidrio. Por lo que podremos ver esta imagen en botellas de vino, leche, carne y pescado envasado, encurtidos vegetales, etc.

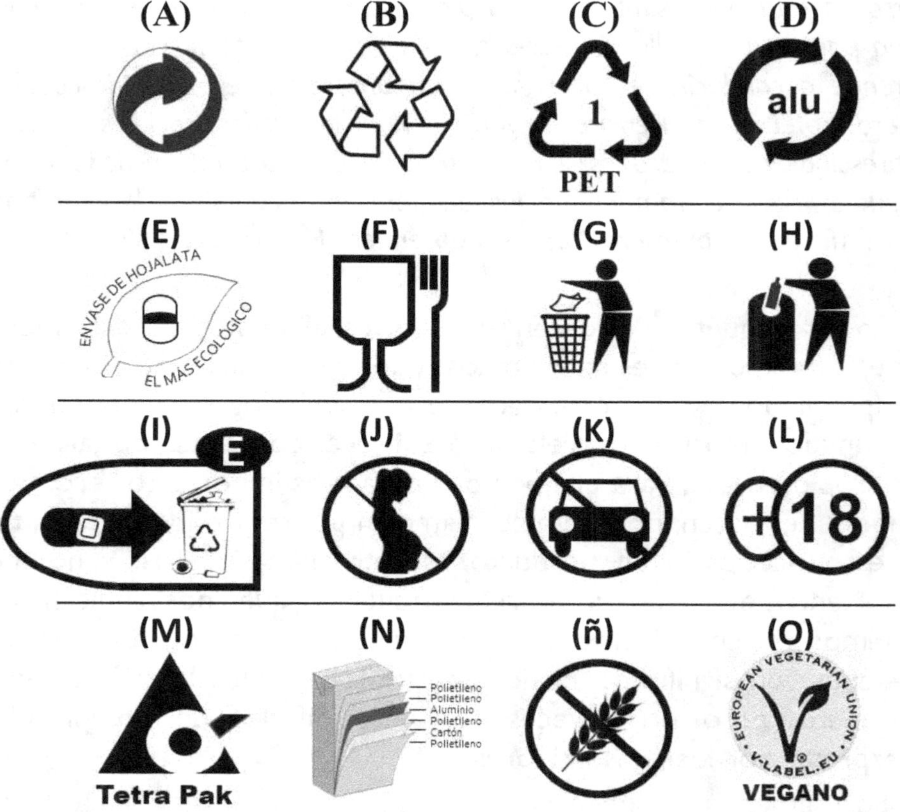

Figura 21. Principales símbolos o iconos informativos en los envases alimenticios.

Existe otro símbolo compuesto por tres flechas verdes formando un círculo, que significa que el envase se puede reciclar (*Figura 21.B*). Cada flecha del icono alude a una fase del circuito de reciclado de manera circular, comenzando en nuestros hogares, ya que los residuos deben ser depositados en los contenedores azules y amarillos, separándolos después para ser clasificados en el vertedero, y más tarde reconvirtiéndolos en nuevas materias primas que serán puestas en valor de nuevo en el mercado. A veces, este símbolo contiene en el interior una serie de números que indica el tipo de material del que está hecho el envase, por ejemplo tereftalato de polietileno o polietilentereftalato (PET), policloruro de vinilo (PVC), polipropileno (PP), etc. Esto nos ayudará a saber si podemos reutilizarlos en casa antes de ser desechados o no, ya que a partir de un segundo uso podrían liberar sustancias tóxicas, como es el caso del PET.

Existe otro símbolo parecido al anterior para envases de plástico, pero se diferencia en que las flechas son más estrechas, de color negro, y contienen un número en el interior y unas letras debajo que identifican el tipo de plástico (*Figura 21.C*). En el ejemplo de la figura el código 1 y las letras PET, corresponden con el material de fabricación, tereftalato de polietileno. Este símbolo puede aparecer también con una R delante, que muestra que el producto ya contiene materiales reciclados.

Las latas de refrescos y los envases de los productos de conservas pueden estar fabricados de distintos materiales. Estos envases suelen contener impreso un símbolo con dos flechas en círculo, normalmente con las letras '*alu*' en su interior (*Figura 21.D*). Esto significa que el envase está hecho de aluminio. Sin embargo, también pueden fabricarse de hojalata, sobre todo en el caso de las conservas, estando formadas por una capa de acero recubierta de otra de estaño que las protege de la oxidación (*Figura 21.E*). Como hemos comentado, la hojalata tiene una aleación de acero y estaño, mientras que el aluminio es un elemento puro. En general, este último es más resistente, ofreciendo un correcto efecto barrera frente a los agentes externos, se decora con facilidad, tiene un color más brillante y no se oxida. Ambos materiales son fáciles de reciclar.

El logotipo de una copa y un tenedor juntos significa que el envase está homologado para su uso en contacto directo con alimentos (*Figura 21.F*). Este símbolo impreso implica que el recipiente cumple con normativas de la Unión Europea para contener productos alimentarios, y por lo tanto, es un material seguro para este uso.

Otros símbolos animan a los consumidores a depositar los recipientes vacíos en su contenedor correspondiente. El símbolo 'Tidyman' representa a una persona tirando un papel a una papelera (*Figura 21.G*) o una botella a un contenedor de vidrio (*Figura 21.H*). El objetivo es sencillo, es el propio consumidor el que tiene que responsabilizarse en depositar el desecho en su lugar correspondiente para su posterior reciclado en su caso. En este sentido, otro de los símbolos que se usa con bastante frecuencia con menciones o mensajes como «*Para el planeta*», nos recuerda que hay que separar botellas, bolsas, latas, etc. en los hogares, «*Separemos los envases*», para posteriormente depositarlos en el contenedor oportuno para su reciclado (*Figura 21.I*).

También se suelen mostrar pictogramas con una mujer embarazada (*Figura 21.J*) lo que significa que el producto alimentario no debe ser consumido por mujeres en estado de gestación. A veces, incluso aparece alguna mención como «*Consumir alcohol durante el embarazo tiene serias consecuencias en la salud de tu bebé*». También podremos ver otro icono que indica la prohibición del consumo de bebidas alcohólicas antes de conducir (*Figura 21.K*). Por supuesto, toda esta simbología pretende concienciar a la población sobre las consecuencias del consumo de alcohol. Otra imagen de advertencia muy usual es «+18» (*Figura 21.L*), que prohíbe la venta del producto a personas menores de 18 años de edad. Estos tres símbolos suelen aparecer impresos en bebidas alcohólicas como vinos o cervezas.

Por otro lado, las palabras Tetra Pak® se plasman en los envases de cartón compuestos por diferentes capas de materiales que sirven para almacenar productos líquidos (*Figura 21.M*). Aunque la estructura del material utilizado para fabricarlos puede variar de uno a otro. A modo ilustrativo, la *Figura 21.N*, nos muestra las distintas capas de un Tetra Pak. El material más destacado es el cartón, que sirve para dar estabilidad y consistencia al envase, además de destacar por ser un material reciclable. También se utilizan varias paredes o capas de polietileno, cuya función es la protección del contenido, y de aluminio, que ejerce de barrera frente a la luz y el oxígeno exterior, lo que asegura un mantenimiento de la calidad del alimento que alberga en su interior. Después de su uso debemos depositarlos en los contenedores amarillos para su posterior reciclaje. Este tipo de recipientes es muy común en alimentos como las leches, los zumos, etc., que utilizan un procesamiento de altas temperaturas, como el UHT, lo que les permite ser envasados con total seguridad en ellos. Recordemos que este procesamiento térmico se utiliza para prolongar la vida útil de los alimentos.

Otro símbolo de destacada importancia, es el que representa los productos alimenticios aptos para celíacos o para personas con intolerancia al gluten (*Figura 21.ñ*). Este se materializa en una espiga barrada dentro de un círculo, que puede contener una serie de expresiones que muestran que el alimento contiene cereales o gluten. En el caso contrario, cuando el alimento carece de esta sustancia, muchos fabricantes incorporan leyendas como *«Sin gluten»*, que facilitarán la compra a las personas con intolerancia a ella.

Además de estos pictogramas, podemos descubrir otros símbolos que se caracterizan por tener una *«V»* blanca sobre un fondo circular verde (*Figura 21.O*). En ocasiones menciona la palabra '*vegano*' o incluye la frase '*Suitable for vegetarians*' (Adecuado para vegetarianos). Estos son productos aptos para veganos y vegetarianos ya que carecen de ingredientes de origen animal. Como curiosidad, indicaremos que los veganos tampoco consumen alimentos producidos por los animales, como es el caso de los huevos, productos lácteos, miel, etc. El símbolo *V-Label* está reconocido internacionalmente para etiquetar todos estos alimentos con garantía fiable para el consumidor.

Asimismo, existen signos enfocados a los consumidores de costumbres y culturas no occidentales, como la frase *«HFA Approved»*, que revela que cumple con las premisas *halal* que siguen los musulmanes. O la *«U»* o *«K»* rodeada de un círculo que nos certifica que el alimento sigue los preceptos *kosher* de los judíos.

Por otro lado, reconoceremos aquellos alimentos que han sido elaborados mediante un sistema de cultivo de agricultura ecológica a través de un sello que nos ofrece todas las garantías de la UE.

Estos son algunos de los símbolos que veremos con más frecuencia al realizar nuestra compra en el supermercado. Familiarizarnos con ellos es fundamental puesto que están cargados de información que puede sernos útil tanto a nosotros como a nuestro entorno, y con un simple vistazo, sabremos si el producto se adapta a nuestras exigencias.

Glosario

Ácidos grasos insaturados: constituyentes en la composición de las grasas y aceites de alimentos vegetales que están asociados a beneficios para la salud. El aceite, nueces, aguacate, salmón, etc. son ricos en estos compuestos, siendo los más característicos el omega-6 y omega-3.

Ácidos grasos saturados: parte de las grasas y aceites que no son saludables dado que están directamente relacionados con un aumento del colesterol en sangre, problemas cardiovasculares, hipertensión etc., siempre y cuando sean ingeridos en grandes cantidades. Son más característicos en las grasas de origen animal, como la carne de vaca o cerdo, mantequilla o manteca de cerdo, aunque también están presentes en algunos productos vegetales, como en el aceite de coco o el de palma.

Acuicultura: técnica que sirve para la reproducción de especies animales acuáticas en cautividad con la intervención del hombre.

Aditivo alimentario: sustancia que se añade a un alimento para conseguir cambiar sus propiedades físicas, químicas o sensoriales, mejorando el proceso de elaboración.

Aditivos colorantes: sustancias que modifican el color de los alimentos. Utilizados normalmente en golosinas, repostería, zumos y refrescos, helados, etc. Ejemplos: E-100 Curcumina, E-120 Ácido carmínico, E-140 Clorofilas, E-150 Caramelo y E-160 Carotenoides; y colorantes artificiales como: E-102 Tartracina y E-127 Eritrosina.

Aditivos conservantes: sustancias que protegen frente al deterioro microbiano. Utilizados en conservas vegetales, vinos, quesos, carnes curadas, zumos de frutas, etc. Ejemplos: E-200 Ácido sórbico, E-221 Sulfito sódico y E-252 Nitrato potásico.

Aditivos antioxidantes: sustancias que protegen al alimento del deterioro provocado por la oxidación. Utilizados en conservas vegetales, refrescos, zumos, carnes, bollería, etc. Ejemplos: E-300 Ácido ascórbico, E-334 Ácido tartárico y E-330 Ácido cítrico.

Aditivos en gel: proteínas o carbohidratos que en contacto con el producto, retienen el agua y le confieren gran viscosidad. Utilizados en gelatinas y mermeladas. Ejemplos: E-407 Carragenina y E-440 Pectinas.

Aditivos potenciadores del sabor: sustancias que realzan o matizan el sabor y/o el aroma que tiene un alimento. Utilizados en sopas, salsas, patatas fritas o gusanitos. Ejemplos: E-621 Glutamato de sodio, E-628 Guanilato potásico y E-630 Acido inosínico.

Aditivos edulcorantes: sustancias que confieren un sabor dulce aportando o no un valor nutritivo al alimento. Utilizados en yogures, repostería, zumos y refrescos, helados, etc. Ejemplo: E-951 Aspartamo, E-954 Sacarina y sus sales y E-965 Maltitol.

Aditivos acidulantes: sustancias que modifican la acidez de un alimento. Utilizados en conservas, refrescos, zumos, etc. Ejemplo: E-330 Ácido cítrico, E-270 Ácido láctico, E-260 Ácido acético.

Aditivos antiaglomerantes: sustancias que tienen la capacidad de evitar la adhesión entre ciertos componentes de los alimentos. Utilizados en sopas, yogures, zumos, etc. Ejemplos: E-538 Ferrocianuro de calcio, E-556 Silicato de calcio y aluminio, etc.

Aditivo de almidón: polisacáridos utilizados como espesantes, estabilizantes y gelificantes, mejorando la textura y consistencia de algunos alimentos. Ejemplos: E-1404 Almidón oxidado y E-1420 Almidón acetilado.

Adobo: aliño constituido por especias, ajos, pimentón o vinagre que se utiliza para carnes u otros alimentos.

Ahumado: proceso que consiste en aplicar humo al alimento para su conservación y aportar un sabor característico.

Alergia alimentaria: reacción del sistema inmunológico producida cuando el organismo entra en contacto con determinadas sustancias que no tolera, conocidas como alérgenos.

Almazara: palabra que se atribuye a un molino de aceite.

Aloe vera: planta arbustiva con propiedades muy interesantes para la salud ya que contiene entre otros, vitaminas, minerales, aminoácidos esenciales y sustancias antioxidantes.

Análisis sensorial u organoléptico: examen de las propiedades de un alimento realizado con los sentidos. Son muchos los parámetros que pueden ser evaluados como el olor, sabor, textura, etc.

Antioxidante: sustancias presentes en los alimentos que protegen las células del organismo de la oxidación.

Artes de pesca: técnicas de pesca que sirven para capturar especies acuáticas.

Atmósfera controlada: técnica de envasado que elimina el aire del interior del envase y lo sustituye por otros, como nitrógeno, dióxido de carbono u oxígeno.

Atmósfera modificada: técnica de envasado que sustituye el aire del interior del envase por una nueva atmósfera que se adapta a la actividad metabólica respiratoria del alimento, como la fruta u hortaliza fresca.

Bifidobacterias o Lactobacillus: bacterias que se encuentran en el intestino y que pueden ser utilizadas como probióticos.

Bolsas isotérmicas o bolsas de congelados: bolsas que por sus características mantienen la temperatura de los alimentos que están en el interior.

Brick: envase con forma de 'ladrillo', que está constituido por capas de distintos materiales. La leche, zumos, caldos o ciertos vinos son algunos de los alimentos que puede contener este recipiente.

Cadena de frío: sistema que asegura que los alimentos mantengan la temperatura requerida para su perfecta conservación sin sufrir ninguna alteración durante todas las etapas del proceso productivo.

Calibre: terminología utilizada para indicar el tamaño de un alimento. Muy usada en frutas y hortalizas.

Calorías: cantidad de energía que contiene un alimento.

Celiaco: persona que no tolera el gluten ya que dicha sustancia le provoca una enfermedad digestiva (celiaquía), que daña el intestino delgado, y que se manifiesta con problemas digestivos.

Centrifugación: método físico que permite separar el material sólido del líquido al girar rápidamente la mezcla.

Coadyuvante tecnológico: aditivos naturales o sintéticos utilizados durante el proceso de elaboración de los alimentos que sirven para favorecer determinadas propiedades físicas, químicas o biológicas y que pueden aparecer en concentraciones ínfimas en el producto terminado.

Coagulación: cambios en las propiedades de la proteína mayoritaria de la leche, la caseína, que la hace pasar de estado líquido a sólido.

Compuestos bioactivos: sustancias químicas presentes en los alimentos que tienen propiedades beneficiosas para la salud.

Compuestos fenólicos: compuestos químicos con propiedades antioxidantes, naturalmente presentes en algunos alimentos como el aceite, té, aceitunas, vino, etc. y que presentan efectos beneficiosos para la salud.

Conserva: preparado de un alimento envasado herméticamente con el objeto de prolongar la vida útil del mismo.

Contiene trazas de…: significa que el alimento puede llevar pequeñas cantidades de una sustancia.

Coupage: mezcla de varios aceites de oliva virgen en diferentes proporciones para obtener aceites muy diferentes según las variedades de aceitunas empleadas.

Dióxido de carbono (CO_2): gas muy usado en alimentación para la gasificación de bebidas, la conservación de atmósferas modificadas, etc.

Diurético: alimento o sustancia que ayuda a depurar el organismo.

Emulgente: sustancia que favorece la mezcla entre dos alimentos poco miscibles.

En rama: frase que se utiliza para aquellos aceites que no han sido filtrados, y por lo tanto, contienen micropartículas en suspensión constituidas por restos sólidos de la aceituna, dando un aspecto turbio al aceite.

Encurtidos: productos hortofrutícolas que se conservan principalmente en vinagre, agua y sal y presentan un sabor ácido.

Envero: color de las aceitunas y otros frutos cuando comienzan a madurar.

Escaldado: técnica que consiste en cocer alimentos en agua hirviendo durante varios segundos para después someterlo a un enfriamiento rápido con el objeto de inactivar enzimas que pudieran provocar su pardeamiento.

Escalope: filete delgado de carne o pescado que está empanado y listo para ser frito u horneado.

Esterilización térmica: proceso tecnológico que emplea altas temperaturas con el objeto de reducir la población de microorganismos y sus correspondientes toxinas que pudieran desarrollarse causando intoxicación alimentaria.

Etiqueta: rótulo o material que contiene información relevante sobre el contenido de un alimento.

Fecha de caducidad: fecha a partir de la cual el alimento no debe consumirse bajo ningún concepto, ya que podría causar daños en la salud.

Fecha de consumo preferente: fecha a partir de la cual el alimento conserva sus propiedades específicas siempre y cuando se almacene correctamente. Transcurrida esta, el alimento se sigue considerando seguro desde el punto de vista de la salud, sin embargo las características intrínsecas del alimento han podido cambiar.

Fenilalanina: aminoácido esencial que debe de ser aportado a través de la dieta, ya que el organismo no es capaz de sintetizarlo por sí sólo.

Flavor: sensación provocada en los sentidos del gusto, olfato y tacto a través de la masticación de un alimento.

Fraude alimentario: incumplimiento deliberado de la legislación alimentaria, para obtener un beneficio económico engañando al consumidor.

Ginseng: extracto obtenido de la raíz de una planta que presenta efectos tonificantes y/o excitantes.

Gluten: principal proteína presente en algunos cereales como el trigo, avena, cebada y centeno, siendo responsable de la enfermedad celiaca.

Granel: alimentos que son comercializados al peso y sin envasar.

Grasas 'trans' o aceites 'parcialmente hidrogenados': grasas que se forman industrialmente mediante un proceso de hidrogenación que transforma un aceite líquido en sólido.

Hormonas: sustancia que segrega nuestro cuerpo para estimular reacciones relacionadas con el crecimiento, desarrollo, etc.

Intolerancia alimentaria: reacción del organismo provocada al ingerir un compuesto del alimento que no es digerido o metabolizado en su totalidad creando dificultades digestivas en general.

IV Gama: Alimentos como frutas y hortalizas, cortados, lavados envasados y listos para ser consumidos.

Lactosa: azúcar naturalmente presente en la leche de los mamíferos que presenta un ligero sabor dulce.

Linaza: semilla del lino, de la que se puede extraer aceite.

Liofilización: tecnología basada en la sublimación, resultando en la deshidratación de los alimentos o sustancias, con el fin de obtener productos con una mayor vida útil.

Líquido de gobierno o de cobertura: fluido que se añade a los alimentos en forma de almíbar, agua con sal o vinagre, para su mejor conservación.

Listeriosis: infección causada al ingerir alimentos contaminados por la bacteria *Listeria monocytogenes*.

Lúpulo: planta de la que se recolectan las flores o conos, que son secados a baja temperatura y utilizados para aportar el sabor amargo y aroma característico de la cerveza.

Marketing: técnica que se utiliza para mejorar la comercialización de los alimentos.

Materia prima: sustancia que se utiliza para la elaboración de otros productos.

Mela o mielato: miel elaborada por las abejas procedente de la savia de los árboles.

Mercurio: elemento químico tóxico, presente de manera natural en la superficie terrestre.

Monovarietal: alimento elaborado con plantas o frutos de una sola variedad.

Muesli: alimento constituido por una masa de cereales, fruta y frutos secos.

Oleuropeína: compuesto fenólico presente en la aceituna, que aporta un sabor amargo.

Omega 3 y omega 6: grasas saludables que se obtienen a través de la ingesta de alimentos como el pescado azul o algunos aceites vegetales. El organismo no es capaz de sintetizarlas por sí solo, así que deben ingerirse directamente de alimentos ricos en estos compuestos.

Palet: estructura utilizada para mover carga con pequeñas grúas.

Pardeamiento: reacción química que provoca que el alimento adquiera tonalidades marrones.

Pasteurización térmica: proceso tecnológico que se utiliza en las industrias alimentarias para someter un alimento a un tratamiento por calor, con el objeto de eliminar patógenos y alargar su vida útil. La pasteurización térmica es más suave que una esterilización.

Perecedero: duración limitada de un alimento por tener tendencia a deteriorarse.

Pet: plástico transparente, resistente y reciclable usado para envasar bebidas.

Piscifactorías: instalaciones donde se lleva a cabo la reproducción de especies acuáticas.

Probiótico: microorganismos del alimento que estimulan el sistema inmunológico y la flora intestinal del organismo.

Propóleos: resinas que las abejas recolectan de los árboles y las procesan en las colmenas.

Resveratrol: compuesto fenólico de los vinos con poder antioxidante.

Seguridad alimentaria: concepto que implica el consumo de alimentos que no causen daños en la salud de las personas.

Stock: productos alimentarios que se encuentran almacenados a la espera de ser puestos a la venta.

Suero: parte líquida de la leche obtenida tras el proceso de coagulación en la elaboración del queso.

Surimi: mezcla de pescados con aditivos que al ser procesados forman una masa gelatinosa, siendo una fuente rica en proteínas.

Ultracongelado: congelación rápida que transcurre a muy baja temperatura, consiguiendo alimentos que preservan correctamente sus características físicas originales.

Ultrapasteurización (UHT): tratamiento de calor a alta temperatura (140 °C) durante unos segundos, seguido de un tratamiento de enfriamiento rápido.

Uperización: tratamiento de calor en el que se emplea el mismo tiempo que en el UHT, pero la temperatura utilizada es un poco más elevada.

Vacío: técnica que consiste en eliminar el aire del interior del envase.

Vida útil: tiempo que transcurre desde la producción del alimento en la industria, hasta que el mismo pierde sus propiedades fisicoquímicas y sensoriales.

Vitaminas hidrosolubles: vitaminas que se encuentran disueltas en agua, como la C.

Vitaminas liposolubles: vitaminas que se encuentran disueltas en grasas, como la A, D o E.

Bibliografía

Agencia Española de Seguridad Alimentaria y Nutrición (AECOSAN). (2019). Recomendaciones de consumo de pescado por presencia de mercurio [Internet]. Ministerio de Sanidad, Consumo y Bienestar Social. Disponible en: http://www.aecosan.msssi.gob.es/AECOSAN/web/seguridad_alim entaria/ampliacion/mercurio.htm.

Agencia Española de Seguridad Alimentaria y Nutrición (AECOSAN). (2018). Arsénico [Internet]. Ministerio de Consumo. Disponible en: http://www.aecosan.msssi.gob.es/AECOSAN/web/seguridad_alim entaria/ampliacion/arsenico.htm.

Cambero Rodríguez, M.I., Fernández Álvarez, L. y García Sanz, M.L. (1998). Tecnología de los alimentos. Volumen I y II. Editorial Síntesis, pp. 560.

Cenzano, J., Vicente, A. y Esteire, E. (2013). Ciencia y Tecnología de los Alimentos. Madrid: Editorial AMV Ediciones, pp. 870.

Delgado Adámez, J., Martín Vertedor, D., Ramírez Bernabé, M.R. y Rocha Pimienta, J. (2019). Tecnología Alimentaria. Tecnología Alimentaria. Comunidad de Madrid (España). Editorial Síntesis, pp. 397.

Laborda, L. y Gómez, P. (2012). Etiquetado nutricional de los alimentos [Internet]. Madrid: Ediciones Díaz de Santos, pp. 11.

Martín-Vertedor, D. y López Caballero, J.M. (2016). Aceite de oliva virgen: saber y sabor de Extremadura. Editorial Secretaría General Consejería de Medio Ambiente y Rural, Políticas Agrarias y Territorio, y Centro de Investigaciones Científicas y Tecnológicas de Extremadura (CICYTEX-INTAEX), Consejería de Economía e Infraestructura, pp. 397.

Mendoza, E. y Calvo, C. (2011). Bromatología: composición y propiedades de alimentos. McGraw-Hill Interamericana de España S.L, pp. 318.

Reglamento (CE) n° 1924/2006 del Parlamento Europeo y del Consejo, de 20 de diciembre de 2006, relativo a las declaraciones nutricionales y de propiedades saludables en los alimentos. Diario Oficial de la Unión Europea, L- 30: 9-25.

Reglamento (UE) n° 1169/2011 del Parlamento Europeo y del Consejo, de 25 de octubre de 2011, sobre la información alimentaria facilitada al consumidor. Diario Oficial de la Unión Europea, L- 304: 18-63.

Reglamento (UE) n° 432/2012 de la Comisión, de 16 de mayo de 2012, por el que se establece una lista de declaraciones autorizadas de propiedades saludables de los alimentos distintas a las relativas a la reducción del riesgo de enfermedad y al desarrollo y la salud de los niños. Diario Oficial de la Unión Europea, L- 404, 25: 1-40.

Biografía del autor

Daniel Martín Vertedor nació en Málaga (España) en 1975. Es Doctor en Ciencias Biológicas, y trabaja como divulgador científico e investigador del Centro de Investigaciones Científicas y Tecnológicas de Extremadura (CICYTEX).

Ha colaborado como coautor en varios libros, entre los que se encuentran: 'Aceite de Oliva Virgen, Saber y Sabor de Extremadura' y 'Tecnología Alimentaria' de la Editorial Síntesis, y también como autor y revisor de un gran número de artículos científicos con repercusión internacional. Ha sido profesor adjunto e investigador en la Università Politecnica delle Marche (Italia), en la Universidad Internacional de La Rioja (España), y en el Instituto Politécnico de Bragança (Portugal). Actualmente es Presidente del Grupo de Olivicultura de la Sociedad Española de Ciencias Hortícolas y miembro del grupo de investigación en aceitunas y aceites de la Universidad de Extremadura.

Entre sus grandes pasiones están su familia, la naturaleza y la investigación alimentaria, que junto a su inquietud y curiosidad por aprender, le han llevado a sumergirse en la realización de este libro.